远程医学研究丛书

基于远程医疗平台的
突发公共卫生事件
急救一体化系统构建与应用

赵　杰　翟运开　孙东旭　著

科学出版社

北　京

内 容 简 介

　　本书论述了突发公共卫生事件的内涵与特征、突发公共卫生事件指挥与救治的内涵与基本要求，并以国内外突发公共卫生事件应急管理模式为实例，详细、科学地研究了该领域理论基础，以便读者能够深刻理解突发公共卫生事件。此外，本书还论述了数字化突发公共卫生事件指挥与救治平台内涵、模式创新、发展趋势等内容，通过详细叙述基于远程医疗平台的河南省突发公共卫生事件数字化指挥与救治平台构建过程，可使读者获得从实际问题入手，到数字化系统建设的全面训练与学习。

　　本书既适合卫生应急领域研究人员和从事卫生应急研究的学者阅读，也特别适合一线卫生应急管理者、工作人员阅读，还可供卫生行政管理人员、远程医疗管理与技术人员、医务工作者当作研究资料参阅。

图书在版编目 (CIP) 数据

基于远程医疗平台的突发公共卫生事件急救一体化系统构建与应用 / 赵杰，翟运开，孙东旭著. —北京：科学出版社，2015.12
　（远程医学研究丛书）
　ISBN 978-7-03-046689-1

　Ⅰ. 基⋯　Ⅱ. ①赵⋯ ②翟⋯ ③孙⋯　Ⅲ. 远程医学 - 应用 - 公共卫生 - 突发事件 - 急救 - 研究　Ⅳ .R459.7

　中国版本图书馆 CIP 数据核字 (2015) 第 304267 号

责任编辑：杨小玲　杨卫华 / 责任校对：李　影
责任印制：肖　兴 / 封面设计：陈　敬

科 学 出 版 社 出版
北京东黄城根北街 16 号
邮政编码：100717
http://www.sciencep.com
中国科学院印刷厂 印刷
科学出版社发行　各地新华书店经销
*

2016 年 1 月第 一 版　开本：720×1000　B5
2016 年 1 月第一次印刷　印张：14 1/2
字数：265 000
定价：**80.00 元**
（如有印装质量问题，我社负责调换）

丛书序一

生逢其时的《远程医学研究丛书》

世界银行在 1993 年《世界发展报告》中明确指出：人民健康水平越高的国家，经济增长越快，良好的医疗服务能够通过改善国民的健康状况提高个人劳动生产率，从而促进整个国家的经济发展。探索适合中国国情的医疗服务模式一直以来都是我国医疗卫生事业改革与发展的工作重点之一。目前，我国医疗服务能力虽然取得了长足发展，医疗服务体系不断完善，但与人民群众不断增长的医疗健康需求相比，还有很大的差距。特别是我国医疗资源总体不足、分布不均衡，优质医疗资源主要集中在东部发达地区和大城市，中西部及农村医疗资源缺乏。同时，还存在优质医疗服务可及性差、卫生服务效率不高、医疗服务质量亟待提高等问题。

2009 年，《中共中央国务院关于深化医药卫生体制改革的意见》明确提出"积极发展面向农村及边远地区的远程医疗"。2012 年，国务院印发的《卫生事业发展"十二五"规划》提出，目前我国"卫生事业发展中不平衡、不协调、不可持续的问题依然存在"，作为医疗卫生信息化建设重点工程，要"建设三级医院与县级医院远程医疗系统"，"发展面向农村及边远地区的远程诊疗系统，提高基层尤其是边远地区的医疗卫生服务水平和公平性"。2015 年，《国务院办公厅关于城市公立医院综合改革试点的指导意见》提出"加快推进医疗卫生信息化建设，加强区域医疗卫生信息平台建设，推进医疗信息系统建设与应用，发展远程医疗"。

远程医疗在调整医疗资源分布失衡、加快基层医疗卫生服务体系建设、提高基层医疗卫生服务质量和水平、推进城乡医疗卫生服务均等化方面发挥着越来越重要的作用。医疗卫生信息化建设，特别是积极发展远程医疗，已成为我国深化医改、推进卫生计生事业发展的重要任务。

20 世纪 80 年代至今，我国远程医疗已历经 30 多年的探索和发展历程，取得了宝贵的经验和成效。现代远程医疗依托现代信息基础设施，以云计算、大数据、物联网和移动互联网等现代信息技术为支撑，构建了网络化信息集成平台；联通电子病历、电子健康档案和音视频等医疗健康信息，实现了跨区域、跨医疗机构的一点对多点、多点对多点的医疗诊治、专业交流、医疗咨询等医疗活动。

目前，我国正在推进"互联网＋"行动计划，而"互联网＋医疗健康"是其中最具发展潜力的领域之一。互联网时代，特别是移动互联网时代，远程医疗在服务的内容、领域、形式、方法、手段、质量、效率和可及性等方面都已得到提升、创新和发展。然而，远程医疗还需在相关技术研发、平台建设、标准研制等方面做进一步研究，在信息共享、隐私保护、医疗安全、责任认定、费用支付等方面制定法规、提供保障。

河南省远程医学中心是我国第一批成立的远程医疗专业服务机构，致力于平台化远程医疗服务系统的建设、科技平台建设、先进装备和技术的转化应用、远程医学技术开发和研究、人才培养等工作，在远程医疗应用系统平台研发、专利和软件著作权申请、国家和省部级重大科技项目申报、学术论文和著作发表、国家远程医疗信息标准制定等方面取得了明显的成效，发挥着示范作用。其理论研究、探索实践和经验总结可为我国远程医疗进一步深入发展提供借鉴和参考。

该套远程医疗丛书涵盖了远程医疗基本理论、系统建设原理、应用系统开发、数据交互与平台技术、运营模式、管理机制等方面的内容，是河南省远程医学中心科技团队在引进、消化、吸收多年经验的基础上的探索、实践、总结、创新和升华，体现了当前国内外远程医疗研究和发展的新成果。

我国远程医疗尚处于发展阶段，还需要从理论、技术、管理、应用等方面深入探索和实践。相信《远程医学研究丛书》将为我国远程医疗的理论研究、技术开发、服务模式、运营管理和深入发展提供理论基础和实践指导；为医院、高校、企业等相关机构学者专家和专业技术人员提供理论研究和应用案例；为远程医疗健康持续发展发挥重要的指导作用。

国家卫生计生委统计信息中心主任

2015 年 11 月

丛书序二

远程医疗，充满希望的发展之路

在医疗卫生事业发展及医疗服务体系建设中，要想最大限度地提高医疗卫生服务可及性，提高医疗卫生投入效率，最关键的措施之一就是要首先健全初级医疗卫生服务体系，在此基础上再尽可能发展中高级医疗服务体系。经过长期发展，我国已经建立由医院、公共卫生机构、基层医疗卫生机构等组成的覆盖城乡的医疗卫生服务体系，但是医疗卫生资源总量不足、质量不高、结构与布局不合理、系统碎片化、公立医院规模过大等问题依然突出。如何在人口老龄化、慢性疾病增加、医疗成本不断攀升的背景下，满足人民群众日益增加的医疗保健需求，解决"看病难、看病贵"的问题，是目前我国医疗卫生事业发展不得不面对的问题。

医疗信息化作为一种可提高医疗卫生区域化、全球化和网络化的新型思维方式，在大幅提高医疗卫生服务效率的同时，为顺利解决医疗卫生服务存在的问题带来了新的希望。远程医疗作为医疗信息化建设的重要组成部分，集远程通信技术、信息技术和医疗保健技术等高科技技术精华于一身，使病人必须亲自去医院看病的单一传统医疗服务模式逐渐被改变，病人足不出户就能享受到高水平的医疗服务，基层医务人员身不离岗就能获得持续的医学教育。远程医疗服务可突破地域、时间的限制，实现医疗资源共享，将城市优质医疗资源和先进医疗技术向基层医疗机构延伸，给偏远地区的医生提供诊断与医疗指导，帮助偏远地区的医生得出正确的诊断，减少了疑难、危重患者不必要的检查及治疗，免除了患者的往返奔波，并为患者及时准确地抢救与治疗赢得了时间，也使得乡镇、农村、边远贫困地区的医务人员能经济、高效地通过技术平台共享优势地区的医学教育资源、专家资源、技术设备资源和医药科技成果资源。

可以说远程医疗是目前实现优质资源辐射和带动基层医疗发展的最有效和最可能实现的手段和工具，是实现分级诊疗的重要途径，是达到公益性医疗体制改革的"快车道"。发展远程医疗是以科技促发展、惠民生的有效措施，是化解我国医疗资源分布不均衡的有效战略途径。

2014年8月，《国家卫生计生委关于推进医疗机构远程医疗服务的意见》要求地方各级卫生计生行政部门要将发展远程医疗服务作为优化医疗资源配置、实现优质医疗资源下沉、建立分级诊疗制度和解决群众看病就医问题的重要手段积极推进。鼓励各地探索建立基于区域人口健康信息平台的远程医疗服务平台。并提出要明确服务内容，确保远程医疗服务质量安全，完善服务流程，保障远程医疗服务优质高效，加强监督管理，保证医患双方合法权益等意见。

2015年2月1日，中共中央、国务院正式发布2015年中央"一号文件"，即《关于加大改革创新力度加快农业现代化建设的若干意见》，该文件明确提出"积极发展惠及农村的远程会诊系统，推进各级定点医疗机构与省内新型农村合作医疗信息系统的互联互通"，这是近年来中央一号文件针对农村医疗卫生体系的新提法，将通过大医院与基层医疗机构互联互通、远程会诊、资源共享的形式，缓解基层医疗机构医生资源不足、诊疗水平低、病人信任度低的状况，有利于基层医疗卫生机构留住病人、扩大农村医疗市场，从而在某种程度上缓解大医院看病难、挂号难的压力，有利于优化医疗资源配置。

当前，政策利好、技术成熟、市场需求空间大，为我国远程医疗的发展带来了机遇。虽然我国远程医疗发展时间较短，但是目前我国的远程医疗发展迅速，作为远程医疗核心支撑技术的计算机技术、通讯技术、数字化医疗设备技术、医院信息化管理技术都已达到或接近国际先进水平，也积累了多种远程医疗模式的发展经验和教训。总体来看，目前我国远程医疗产业链已初具规模，软件开发、硬件研发制造、电信运营、系统集成、运营服务等环节比较完善，今后远程医疗将迎来一个快速发展的时期，远程医疗也将成为21世纪最有前景的产业之一。

远程医疗在飞速发展的同时，我们也应看到其在发展中遇到的各种制约因素。目前国内关于远程医疗的研究多属于支撑技术和理念的范畴，尚缺乏系统理论体系，国内也缺乏相应的标准，使得远程医疗系统的建设呈现出条块化、孤岛化等特征，影响了远程医疗在更大范围应用，制约了远程医疗事业的深入健康发展。针对这一现实，该丛书开展了远程医疗系统构建的成套技术体系和其发展运营模式的研究，研究人员总结相关重大科技项目研究成果，并进行了深入思考，为建设具有中国特色的远程医疗服务系统进行了有益探索。

作为远程医学研究丛书的总负责人，赵杰教授是我国远程医疗领域的领军人物之一，开创了我国远程医疗应用的新进展，牵头建立了我国第一个远程医疗领域的学术技术组织——中国卫生信息学会远程医疗信息化专业委员会，领导设立了河南省远程医学中心并建成了我国规模最大、设施最先进、运营机制最健全的远程医疗服务系统，覆盖河南省的 132 家县级医疗机构和山西、四川等省区的部分地市（且在快速发展中），该远程医疗服务系统为基层提供远程会诊、远程手术指导、直播演示和视频教学、预约挂号和远程咨询、应急指挥与救治、远程教育培训、远程电子图书资源共享等服务，惠及省内外一亿多人。河南省的远程医疗工作也得到了国家卫计委和河南省政府的逐步关注，并将远程医疗科技惠民工程列入 2014 年河南省十大民生工程，同时被列为国家信息惠民工程卫生计生领域的两大支柱，被列入 2015 中央一号文件、2015 国务院政府工作报告和 2015 河南省人民政府工作报告，哈密地区中心医院远程医疗平台建设被列为全国卫生援疆示范工程，河南省远程医学中心成为远程医疗示范点，年接待国内外考察 320 余批次，参观人数 3000 余人次，社会影响越来越大，对于远程医疗整个行业发展贡献巨大。

纵观该套丛书，我欣喜地看到，赵杰教授及其团队把他们在科研项目研究中取得的第一手经验和体会加以提炼，结合在河南省远程医学中心地实践经验，进行深入的学术研究，形成了这套系统研究远程医疗系统建设、运营、实践的系列著作，把丰硕的学术成果奉献在读者面前，为广大医疗信息化和远程医疗科研工作者提供了远程医疗先进理念和前沿技术，对形成我国远程医学理论体系和推进我国卫生事业的发展意义重大。

在远程医疗实施的过程中，可以发现，技术手段在远程医疗中固然非常重要，没有现代化的信息传输和通讯技术，远程医疗绝不会实现。但只有技术是远远不够的，远程医疗的核心本质是医疗，它是一种新型的医疗服务和业务模式。只有将技术与医疗业务、流程、管理和运营相结合，建立远程医疗服务、管理和运营的模式和流程，才能发挥远程医疗应有的作用，更好地为基层患者和医生提供有益的帮助。因此，探索远程医疗服务模式是远程医疗领域发展的必然趋势。该丛书系统地介绍了基于私有云平台的远程医疗系统构建技术原理，并深入分析了平台化技术的远程医疗业务应用系统的设计与实现，且对远程医疗业务流程和管理运营问题进行了非常有价值的探索研究。该丛书内容丰富、理念超前，具有很高的学术价值。

远程医疗的未来发展，最终落脚点是人才。发达国家为推进远程医疗事业的研究和发展，纷纷创办了远程医疗专业的学术组织，如美国远程医疗学会（American Telemedicine Association，ATA）、瑞士国际远程医疗和电子保健协会（ISfTeH）等；国内诸如中国卫生信息学会远程医疗信息化专业委员会等。这些学术组织不仅为国内外远程医疗科研工作者提供了学术交流的平台，而且通过促进联网和合作，促进研究、创新和教育，协助国家制定远程医疗标准规范，对于远程医疗的发展起到了极大的推动作用。此外，将来还应在高校开设远程医疗相关专业，培养远程医疗学科交叉技术人才，为远程医疗的发展提供源源不断的人才储备。

未来远程医疗的发展路阻且长，前景与挑战共存。相关各方必须认识到远程医疗在推进医疗信息化、保障人民生命健康、促进我国养老产业发展中的重大作用，应在"政府引导，市场推动，企业主体，联盟推广，行业突破，区域展开"的方针指引下，加大政府的引导、整合和投入，形成政府、电信运营商、软件商、医疗机构共同承建，以地市、省级为中心的远程会诊综合服务大平台，迅速地推进整个远程医疗发展进程，为人民生命健康保驾护航，为国家卫生事业的发展再建新功！

中国工程院院士

2015 年 12 月

丛书前言

近年来，在国家发改委、科技部、国家卫计委等相关部门的大力推动下，远程医疗作为我国医疗信息化工程和医疗卫生信息惠民工程的重要内容，被提升到解决我国医疗卫生现存问题、推动分级诊疗、优化医疗资源配置的战略层面，在全社会的认可度不断提升，各层面的支持政策不断出台，支撑远程医疗活动的各类关键技术不断突破并与医疗服务相融合，远程医疗发展迎来了真正的春天，各地远程医疗系统建设快速推进，特别是国务院"互联网＋"行动计划的出台。远程医疗作为在线医疗卫生新模式和智慧健康养老产业发展的基础，发展前景尤为广阔。

但是，由于远程医疗在我国的发展历程较短，远程医疗与我国特色医疗体系的融合尚有待加强，一些核心技术仍广泛存在需要突破、运营模式模糊等问题，我国远程医疗系统建设存在兼容性弱、互通性差、标准化滞后、持续运行难、信息安全保障不足等问题，在建设中也存在基于软视频的远程会诊、基于视讯会议系统的远程会诊等发展模式，区域之间的远程医疗系统对接困难，远程医疗系统有可能成为我国医疗信息化的又一根烟囱。

在科技部、国家卫计委、国家发改委和河南省人民政府等部门的大力支持下，依托郑州大学第一附属医院而设立的河南省远程医学中心，在远程医疗领域进行了长期的探索，在加强服务网络覆盖的基础上，不断加强远程医疗学术研究，通过科技平台建设凝聚国内外优秀人才和企业，大力推动政产学研用的协同创新，坚持走平台化的发展道路，建成了基于私有云技术的河南省远程医疗服务平台，实现了以院间数据交互为主、视讯系统为辅的远程医疗服务模式。2014 年 5 月，中国卫生信息学会远程医疗信息化专业委员会依托河南省远程医学中心成立。在河南省远程医学中心近 20 年的发展过程中，沉淀了诸多经验教训，对国内外的同行具有一定的借鉴意义。

为了总结经验教训、探讨远程医疗发展的关键问题，我们组织编写了本套开放性《远程医学研究丛书》。本丛书涵盖了远程医疗基本理论、平台建设、应用子系统开发、运营模式、管理机制等相关领域，且随着远程医疗技术和应用的深入发展，将不断更新和扩充丛书内容，力争将最新的远程医疗研究成果呈现给读者。

本丛书由国家科技惠民计划专项（2013GS410101）、河南省重大科技专项（121100111100）、河南省高校科技创新团队支持计划（15IRTSTHN023）、河南省高校科技创新人才支持计划（15HASTIT010）和河南省科技创新杰出青年支持计划（144100510017）资助出版，对此深表感谢。

由于远程医疗领域尚存在诸多有待深入研究的问题，本丛书难免存在一定的偏颇，对于丛书内容的不足甚至谬误之处，还请各位读者不吝指正，以便帮助我们更好地进一步深入研究，并将研究成果呈现给广大读者，共同推动我国远程医疗事业的发展。

2015 年 10 月

前　言

从 2003 年的 SARS 到 2008 年的汶川地震及 2011 年的日本海啸和核泄漏事件，再到 2015 年的 MERS，各种自然灾害、事故频频发生，我国突发公共事件急救管理体系受到的考验越来越严峻。而且随着突发公共事件发生地区地理位置越来越特殊、地面情况越来越复杂，对现有的突发公共卫生事件急救管理体系提出了更高的要求，实现空间和时间上的无缝对接成为当前和今后主要的发展目标。基于此，河南省远程医疗中心开发了基于远程医学平台的突发公共卫生事件一体化系统，旨在补充突发公共卫生事件急救管理体系的研究，从而更好地服务于大众，挽救更多的生命。

本书的主要内容包括三个部分：理论研究部分、系统构建部分和对河南省突发公共卫生事件指挥平台的阐述部分。

第一，理论研究部分。对突发公共卫生事件急救一体化的理论进行了研究；对公共卫生事件急救一体化系统中的理论基础进行了表述，明确了突发事件与公共卫生的内涵，阐明了突发公共卫生事件的概念、分类、分级标准、特征、危害，阐释了突发公共卫生事件的相关理论；研究了公共卫生突发事件指挥与救治的内涵与基本要求，详细表达了公共卫生突发事件指挥与救治的定位、内涵、特征、基本要求，以及公共卫生突发事件指挥与救治基本原则。

第二，系统构建部分。分析了突发公共卫生事件数字化指挥与救治模式的构建内容，指出了我国突发公共卫生事件应急处理存在的问题，引出突发公共卫生事件数字化急救目标，并从表述数字化指挥与救治的内涵与创新开始，描述突发公共卫生事件数字化指挥与救治系统的建设目标与原则；从数字化指挥与救治平台构成的架构、应急指挥平台、应急救治平台、应急医疗救治指挥保障平台、专业服务平台、基础信息应用平台、应急联动指挥接口等多个层面描述了数字化指挥与救治平台系统的功能。

第三，对河南省突发公共卫生事件指挥平台的阐述部分。从平台建设的背景分析入手，简要描述了河南省医疗信息化的基础条件，以及郑州大学第一附属医院医疗信息化基础。然后详细分析了河南省公共卫生突发事件数字化指挥与救治平台的项目建设原则、目标及项目主要功能、开发环境。最后介绍了项目的完整开发流程。

在本书即将付梓之际，首先要感谢国家卫计委、科技部、国家发改委及河南省各厅局等政府部门的领导对本研究的支持，他们相继来到河南省远程医学中心进行现场指导，为本研究的开展指明了宏观方向。感谢郑州大学第一附属医院院长阚全程、书记张水军等领导在研究协调、部署等重大问题上给予的原则性把握与方向性指导，他们为此付出了大量的心血；感谢课题组骨干成员的艰辛付出；感谢领域内的其他专家教授为本研究提出宝贵建议；感谢河南省各远程医学合作医院的支持。在大家通力合作之下，研究项目进展顺利，研究成果丰硕喜人，也皆已付诸实施，能够更加有效地保障人民群众的生命安全。

　　本书内容涉及的技术问题比较复杂，鉴于作者水平有限，书中难免有疏漏之处，恳请同仁与读者见谅并批评指正！

2015 年 11 月

目　　录

第 1 章
研究问题的界定

当今世界，随着工业化的推进、城市化和全球化的加速发展，人类社会已由传统的相对稳定的低风险状态步入各种复杂因素作用的风险状态。生活方式的转变、人口的大量流动、环境的破坏、食品领域的违规违法、疾病图谱的变化、区域政治格局的动荡等，都给稳定的社会带来了极大的风险。无论是对于一个国家还是地域，突发事件的不断出现也越来越成为一种常态。

经过 30 多年的改革开放和高速的经济发展，目前我国已进入改革发展的关键时期 —— "经济体制深刻变革，社会结构深刻变动，利益格局深刻调整，思想观念深刻变化"的时期，这种社会状态带来了空前的社会变革。这种变革给我国社会经济发展带来巨大活力的同时，也使各种潜在的公共危机存在随时暴发的可能。随着我国经济的发展和社会的进步，人们平均活动空间逐渐拓展、聚集性和移动性迅速增加。经济越发达，商贸活动越密集，跨地区、跨国界的人员往来就越频繁，这种社会活动形式的变化，对经济发展和社会进步固然产生重大的推动作用，但是从流行病学角度看，这种社会活动形式的变迁，使传染性疾病发生和蔓延的危险性成为很严重的问题，在公共卫生领域更是容易发生诸如传染病、食品卫生事件、环境卫生事件等各种突发事件。全球特别是我国在应对和处置突发公共事件领域面临着严峻形势和巨大挑战，提高突发公共卫生事件应急处置能力成为全社会广泛关注的焦点问题之一。

1.1 研究背景

1.1.1 人类发展史上的重大突发公共卫生事件及其影响

回顾人类历史，可以发现每一次突发公共卫生事件大规模地暴发都是与人类社会的文明进程相伴而生的，突发事件在破坏乃至摧毁人类社会发展成果的同时，也对社会本身产生极其巨大而深远的积极影响，推动人类社会新的进步和突破。

传染病一直是人类健康的主要杀手，是人类生存的大敌，也是公共卫生领域的一大难题，人类历史的发展进程是与传染病不断斗争的过程。表 1-1 列示了人类历史上的主要传染病及其影响。

表 1-1　人类历史上的传染病及其影响

时间	传染病	影响
公元前 430 年	雅典大瘟疫	"人们像羊群一样地死亡着。病人裸着身体在街上游荡，寻找水喝直到倒地而死。由于吃了躺的到处都是的人尸，狗、乌鸦和大雕也死于此病。存活下来的人不是没了指头、脚趾、眼睛，就是丧失了记忆。"这场瘟疫是人类历史上记载较详尽、最早的一次重大疾病，直接导致了近 1/2 的人口死亡
公元 2 世纪中期	安东尼瘟疫	伤寒、天花、麻疹及中毒性休克综合征等多种瘟疫一起袭击了安东尼统治下的罗马帝国。罗马史学家迪奥卡称，当时的罗马一天就有 2000 人染病而死，相当于被传染人数的 1/4。最后，整场瘟疫导致罗马本土 1/3 人口死亡，总死亡人数估计高达 500 万
公元 541 年	查士丁尼瘟疫	最初是在东罗马帝国属地的埃及暴发，接着迅速传播到了首都君士坦丁堡及其他地区。君士坦丁堡 40% 的城市居民在此次瘟疫中死亡。大量尸体不论男女、长幼和贵贱，埋葬在一起，覆压了近百层。这场鼠疫继续肆虐了半个世纪，1/4 的东罗马帝国人口死于鼠疫
14 世纪四五十年代	欧洲黑死病	对欧洲来说，14 世纪四五十年代是一个极为悲惨的时刻。1347 ～ 1353 年，席卷整个欧罗巴被称为"黑死病"的鼠疫大瘟疫夺走了 2500 万欧洲人的性命，占当时欧洲总人口的 1/3！患者没有任何治愈的可能，皮肤出现许多黑斑，死亡过程极其痛苦，故称为"黑死病"。此病在随后 300 年间多次在欧洲卷土重来，后世学者估计，共有多达 2 亿人死于这场瘟疫
15 世纪末	天花	15 世纪末，欧洲人踏上美洲大陆时，这里居住着 2000 万～ 3000 万原住民，约 100 年后，原住民人口剩下不到 100 万。研究者指出，欧洲殖民者把天花患者用过的毯子送给了印第安人。随后，瘟疫肆虐，由欧洲传来的腮腺炎、麻疹、霍乱、淋病和黄热病等病也接踵而至。因此，被史学家甚至称为"人类史上最大的种族屠杀"事件不是靠枪炮实现的，而是天花
1648 年	黄热病	黄热病是第一个被发现的人类急性病毒性传染病，也是第一个被证实是由蚊类媒介传播的疾病。主要分布于南美和非洲地区。历史上可被确定为黄热病第一次流行是在 1648 年出现在墨西哥东南部的猷加敦（Yucatan）地区。17 ～ 19 世纪，此病通过交通运输被带到欧洲及北美，在近两个世纪内，黄热病成为美、非、欧三大洲的一些地区最严重的瘟疫之一，造成大量人群死亡
1817 年	霍乱	霍乱是一种烈性肠道传染病，两种甲类传染病之一，由霍乱弧菌污染水和食物而引起传播。临床上以起病急骤、剧烈泻吐、排泄大量米泔水样肠内容物、脱水、肌痉挛、少尿和无尿为特征。严重者可因休克、尿毒症或酸中毒而死亡。在医疗水平低下和治疗措施不力的情况下，病死率甚高。霍乱共有 7 次世界性大流行的记录。第一次始于 1817 年，随后的 5 次暴发均发生在 19 世纪，故被称为"最令人害怕、最引人注目的 19 世纪世界病"。霍乱导致的死亡人数无法估量，仅印度在 100 年间就死亡 3800 万人，欧洲则仅在 1831 年就死亡 90 万人

时间	传染病	影响
1918 年	西班牙大流感	由禽流感病毒变异引起的"西班牙大流感"是 20 世纪人类的噩梦。当时的症状只有头痛、高烧、肌肉酸痛和食欲不振而已。1918 年 3 月,"西班牙大流感"首先暴发于美国堪萨斯州的芬森军营,在一年之内席卷全球,患病人数超过 5 亿,死亡人数近 4000 万。其全球平均致死率为 2.5%～5%,与一般流感的 0.1% 相比较为致命。因为当时西班牙有 800 万人感染了流感,甚至连西班牙国王也感染了此病,所以被称为"西班牙型流行性感冒"
1917 年	俄国斑疹伤寒	斑疹伤寒是由斑疹伤寒立克次体引起的一种急性传染病。鼠类是主要的传染源,以恙螨幼虫为媒介将斑疹伤寒传播给人类。其临床特点为急性起病、发热、皮疹、淋巴结肿大、肝脾肿大和被恙螨幼虫叮咬处出现焦痂等。1917 年 10 月俄国"十月革命"前后,俄国斑疹伤寒严重流行,约 300 万人死亡。第一次世界大战暴发后,德军每况愈下,军纪松懈,而疏于驱除虱子,最后导致东战线上发生大规模斑疹伤寒的流行。蔓延到俄国境内,适逢俄国因革命而动荡不堪,瘟疫迅速传开
第一次世界大战期间	疟疾	该病是由雌按蚊叮咬人体,将其体内寄生的疟原虫传入人体而引起。疟疾是以周期性冷热发作为最主要特征,脾大、贫血,以及脑、肝、肾、心、肠、胃等受损引起的各种综合征。在第一次世界大战期间,殖民非洲、亚洲等地的欧洲部队发生了疟疾大流行,特别是在东非的英军,因感染疟疾丧生者达 10 万以上

在所列传染病中,尤其要提及的是公元 6 世纪东罗马帝国暴发的鼠疫,仅君士坦丁堡在三个月的时间内每天就死去 5000 人,当时的医生束手无策,统治者也未采取有效的防治措施,死亡惨重,人口锐减,致使社会瘫痪。发生在公元 164～180 年罗马帝国时期的黑死病使罗马城每天有千余人死亡,瘟疫对罗马和罗马人所产生的破坏力足以摧毁这一强盛一时的帝国。

人类在 20 世纪取得了伟大进步,特别是在预防、临床、基础医学及药学等方面取得迅猛发展,从而为有效地预防和控制传染病奠定了坚实基础。全球传染病死亡人数占总死亡人数的比例由 19 世纪的 50%～60% 下降到 20 世纪 80 年代的 10% 以下,使一些专家及卫生行政官员曾信心十足地认为"医学领域中传染病的问题已经初步解决了,今后人类与疾病斗争的重点应该转移至非传染性慢性病方面"。这种思潮促使一些国家对防治传染病的财政预算严重不足、主动预防不够、科学研究缺乏经费保障、疫情报告不受重视,特别是在思想上普遍忽视与传染病作斗争的长期性、艰巨性和复杂性,放松了应有的警惕。其后果是导致近年来全球传染病发病率大幅回升,瘟疫暴发不断。一是曾被认为早已得到控制的经典传染病如性病、结核病、疟疾、霍乱、鼠疫、白喉、登革热等死灰复燃,并有上升之势;二是不断出现新的传染病,其中危害最大的是艾滋病与埃博拉病毒病。

自 1981 年美国报告首例 AIDS 病例以来，20 余年来病例数飞速增长，在世界各地呈现持续蔓延趋势，联合国艾滋病规划署报告显示：截至 2014 年，全球有 3690 万以上人口携有 HIV/AIDS，其中 15 岁以下儿童有 260 万；约 90% 人口在发展中国家，70% 在撒哈拉以南非洲。20 世纪 80 年代中期至 90 年代中期是疯牛病暴发流行期，主要的发病国家如英国及其他欧洲国家有大量的牛患病并被宰杀，发生疯牛病的国家的牛肉及其制品受到了严格的限制。埃博拉病毒病是 1976 年在扎伊尔与苏丹相接壤的林区首次被发现的，1979 年在苏丹再次暴发，病死率为 50%～90%。1995 年该病在扎伊尔基奎特暴发，在 315 例患者中有 224 例死亡，病死率约为 71%，引起全世界关注。2000 年 10 月在乌干达北部古卢地区突发此病，有 51 人感染，31 人死亡。禽流感病毒自 1997 年香港首先报道人类感染 H5N1 以来，由高致病性 H5N1 禽流感病毒引起的禽流感在韩国、泰国、越南和中国等 10 多个国家出现暴发疫情，死于禽流感和预防性宰杀的家禽已达数千万只。在短短的几年时间里，先后发生了禽流感 H5N1、H9N2、H7N7 亚型毒株跨越种属屏障直接感染人类的事件，预示着禽流感病毒的变异在加速。2003 年底至 2004 年初暴发的疫情在发生时间上的一致性及传播速度之快更是史无前例，引起了全球高度的关注，它们有可能通过抗原变异或与人流感病毒发生基因重组，形成新的流感病毒亚型，从而导致流感全球大流行，给全人类的健康带来严重的潜在威胁。2014 年西非埃博拉病毒疫情是自 2014 年 2 月开始暴发于西非的大规模病毒疫情，世界卫生组织（WHO）发布数据显示：截至 2015 年 5 月 6 日，埃博拉疫情死亡人数已突破 11 000，其中暴发疫情的主要国家为塞拉利昂、利比里亚和几内亚，总计已感染病例 26 593 例，死亡 11 005 人。

传染病的暴发和流行几乎摧毁了人类社会的进程，但人类就是通过对传染病及其传染规律、防治方法的逐步认识和完善而战胜传染病，并推动人类自身抵抗新的传染病的。由于科技水平较低，人类面对突发性传染病的暴发，往往并未形成有效的抗击手段，致使每次传染病的暴发都对人类产生极其严重的影响。但也是在传染病的防治过程中，人类掌握了传染病的基本规律，并不断完善和提高人类防御传染病的技术和方法，使得在今天，即使传染病在局部地区仍存在暴发的可能，但人类会很快掌握其传染规律并采取有效的防御手段，大大降低了传染病的危害。人类从传染病这一重大突发公共卫生事件中逐步意识到建立突发公共卫生事件预警、指挥与救治体系的重要性。

1.1.2　近年来全球范围内的重大突发公共卫生事件及其影响

近年来，国内外所面对的突发公共卫生事件显得比以往种类更多、更加频繁，其影响也越来越广泛、灾害后果越来越严重。这些突发公共卫生事件不只是传染病，自然灾害、大型生产事故及恐怖袭击逐渐增多，所带来的次生公共卫生事件也严重地威胁着人类社会的安全。近年来的主要突发公共卫生事件如表 1-2 所示。

表 1-2　近年来突发公共卫生事件及其影响

时间（年）	突发事件	影响
1985	疯牛病	主发国在英国。据估计，死亡人数以每年 30% 左右的速度逐年上升，迄今为止，死于此疫的人数为 69 人。波及法国、爱尔兰、加拿大、丹麦、葡萄牙、瑞士、阿曼、德国、波兰、捷克、匈牙利、斯洛伐克、阿尔巴尼亚、爱沙尼亚、立陶宛和塞浦路斯等。据美国有线新闻网估计，疯牛病事件给美国造成了至少数十亿美元的经济损失
2001	口蹄疫	2001 年，英国暴发口蹄疫，集中宰杀、焚烧了近 700 万头感染口蹄疫的牲畜，许多农民损失惨重。世界上大多数国家如美国、加拿大、日本、韩国、新西兰及一些欧洲国家和东南亚各国，中国香港、中国内地等皆属"口蹄疫疫区"。口蹄疫使英国当年的经济增长速度由原来预测的 2.3% 降至 2%，造成的经济损失达到 70 亿英镑。支柱产业之一的旅游业受到重创。据报道，与 2000 年同期相比，仅英国乡村地区的旅游收入就减少了 75%
2001	美国"9·11"事件	2001 年 9 月 11 日发生在美国本土，恐怖分子通过劫持多架民航飞机冲撞摩天高楼的自杀式恐怖袭击。在事件中共有 2986 人死亡，包括美国纽约地标性建筑世界贸易中心双塔在内的 6 座建筑被完全摧毁，美国国防部总所在地五角大楼也受到袭击，美国经济同样遭到严重打击
2003	SARS 事件	2003 年，中国内地 24 个省区市先后发生非典型肺炎疫情，共波及 266 个县和市（区）。截至 8 月 16 日 10 时，我国内地累计报道非典型肺炎临床诊断病例 5327 例，治愈出院 4959 例，死亡 349 例。2003 年旅游收入减少约 1200 亿元，影响全年 GDP 少增长 1.1 个百分点。餐饮业零售额减少约 315 亿元，影响 GDP 少增长 0.3 个百分点。对其他消费品的整体影响较小，在 200 亿元左右，影响 GDP 少增长 0.2 个百分点。外贸净出口比 2002 年减少约 70 亿美元
2004	印度洋海啸	印度洋海啸发生在 2004 年 12 月 26 日，这次地震发生的范围主要位于印度洋板块与亚洲板块的交界处，消亡边界。地处安达曼海。这场突如其来的灾难给印尼、斯里兰卡、泰国、印度、马尔代夫等国造成了巨大的人员伤亡和财产损失。到 2005 年 1 月 10 日为止的统计数据显示，印度洋大地震和海啸已经造成 15.6 万人死亡
2004	中国禽流感	自从 1997 年在香港发现人类也会感染禽流感之后，该病引起世界卫生组织的高度关注。其后，该病一直在亚洲地区零星暴发，2003 年 12 月开始，禽流感在东亚多国，主要在越南、韩国、泰国严重暴发，并造成越南多名病人丧生。现远至东欧多个国家亦有案例。2012 年 3 月，中国台湾首度发生 H5N2 高致病性禽流感，引起关注。2012 年 9 月 18 日，广东省农业厅通报，湛江发生高致病性禽流感。根据世界卫生组织的统计，该病死亡率为 63%。世界银行预言禽流感将造成全球经济损失达 8 千亿美元

时间（年）	突发事件	影响
2005	新奥尔良飓风	"卡特里娜"飓风几乎将新奥尔良变成了荒野。没膝深的污水还没有退去，触目所及的是被飓风刮倒的大树和电线，城市里没有电，没有水，也没有燃气。这个飓风肆虐过后的城市已经完全不适合人居住。美国飓风灾害使大约120万人成为灾民，其中有30万～40万儿童
2005	伦敦地铁和公交车上的爆炸事件	7月7日早上，伦敦金融城地下的几个地铁站相继发生剧烈爆炸，同时在地面上的一辆双层公共汽车也发生了爆炸。由于当时正是上班的高峰期，爆炸造成了56人死亡，700多人受伤的惨重后果。7月21日，又是一个星期四，伦敦地铁和公交车再次发生爆炸，所幸没有造成严重损失
2005	四川猪链球菌病	6月下旬，四川省部分地区发生猪链球菌病疫情，开始出现人感染猪链球菌病例，7月16日起，发病明显增多，22日达到高峰，19～25日发病稳定在较高水平，7月28日开始下降，8月1日以来，病例明显下降，8月4日以后，没有新发病例。截至8月20日12时，四川省累计报告人感染猪链球菌病例204例，其中死亡38例，治愈出院146例，现住院病例20例。病例分布在资阳、内江、成都等12个市，37个县（市、区），131个乡镇（街道），195个村（居委会）
2008	四川汶川大地震	汶川大地震，发生于北京时间2008年5月12日14时28分4.1秒，震中位于中国四川省阿坝藏族羌族自治州汶川县境内、四川省省会成都市西北偏西方向90千米处。截至2009年5月25日10时，共遇难69 227人，受伤374 643人，失踪17 923人。其中四川省68 712名同胞遇难，17 921名同胞失踪，共有5335名学生遇难或失踪。直接经济损失达8451亿元。是新中国成立以来影响最大的一次地震
2011	日本的海啸和核泄漏事件	2011年3月11日，日本东北部地区发生观测史上最大规模的里氏9.0级地震。随之而来的大型海啸给沿岸地区造成毁灭性打击，数以万计的生命被高达数十米的海啸无情吞噬。然而，惊魂未定之时，福岛第一核电站内频频传出的爆炸声更加震慑人心，悄无声息的核泄漏所引发的一场危机令人们的心头笼罩了一层浓重的"核阴影"。据统计，"3·11"日本东部大地震共造成的死亡与失踪人数达2万人左右，毁坏建筑物32万栋以上，避难人数约40万人，预计直接经济损失达16万亿日元到25万亿日元（1.3亿～2万亿元）。而福岛第一核电站的事故评级达到了国际核能事件分级表（INES）的最高级7级。虽然核事故的处理已趋于稳定，但核辐射阴影却挥之不去。在核电站周边数十公里乃至上百公里的区域内，蔬菜、水果、饮用水、牛肉、海产品相继被检测出辐射含量超标，甚至连母乳都变得不再安全
2014	西非埃博拉病毒疫情	埃博拉（Ebola virus）又译作伊波拉病毒，是一种十分罕见的病毒，1976年在苏丹南部和刚果（金）（旧称扎伊尔）的埃博拉河地区发现它的存在后，引起医学界的广泛关注和重视，"埃博拉"由此而得名，是一个用来称呼一群属于纤维病毒科埃博拉病毒属下数种病毒的通用术语。该病毒是一种能引起人类和灵长类动物产生埃博拉出血热的烈性传染病病毒，有很高的死亡率，为50%～90%，致死原因主要为脑卒中、心肌梗死、低血容量休克或多发性器官衰竭。自2014年2月开始暴发于西非的大规模病毒疫情开始，截至2014年12月02日，世界卫生组织关于埃博拉疫情报道称，几内亚、利比里亚、塞拉利昂、马里、美国及已结束疫情的尼日利亚、塞内加尔与西班牙累计出现埃博拉确诊、疑似和可能感染病例17 290例，其中6128人死亡

时间（年）	突发事件	影响
2015	中东呼吸综合征	关于中东呼吸综合征临床特征描述最全面的研究来自 Abdullah Assiri 教授等在 2013 年《柳叶刀杂志》的报道。作者对 47 例实验室确诊的 MERS 病例的流行病学、人口学和临床特点进行了详细总结和分析。2012 年 9 月 1 日～2013 年 6 月 15 日，来自沙特阿拉伯的 47 例经实验室 RT-PCR 确诊的 MERS 病例，平均潜伏时间为 5.2 天，95% 的患者出现症状时间约为 12 天
		截至 2015 年 5 月 25 日，据世界卫生组织公布数据显示，全球累计实验室确诊感染中东呼吸综合征冠状病毒（MERS-CoV，MERS）的病例共 1139 例，其中 431 例死亡（病死率为 37.8%）。这些病例来自 24 个国家和地区，病例最多国家为沙特阿拉伯，病例多集中在阿联酋等中东地区，该地区以外国家的确诊病例发病前多有中东地区工作或旅游史

突发公共卫生事件是突然发生、造成或可能造成社会公众健康严重损害的重大传染病疫情、群体性不明原因疾病、重大食物和职业中毒及其他严重影响公众健康的事件。突发公共卫生事件具有突发性、危害的严重性、对象的非特定性、时空分布的差异性、种类的多样性等特征。近年来，随着全球人群流动的加剧、社会变革的深入发展、全球范围内的政治宗教等因素的综合作用，全球突发事件及其产生的公共卫生问题日趋严重，其特点主要体现在以下方面。

（1）成因的多样性越发明显

许多突发公共卫生事件与自然灾害有关，如地震、水灾、火灾、放射性污染等，如 2011 年日本大海啸引起的核泄漏的影响至今仍难以完全确定。突发公共卫生事件与事故灾害也密切相关，比如环境污染、生态破坏、交通事故等越来越成为引发严重公共卫生事件的诱因，特别是在发展中国家，由环境污染和生态破坏引起的公共卫生事件影响越来越严重。社会安全事件也是形成突发公共卫生事件的一个重要原因，如恐怖袭击、生物恐怖等。另外，动物疫情、致病微生物、药品危险、食物中毒、职业危害等也会引起突发公共卫生事件。在经济转型、社会动荡、文明冲突等各种因素的共同作用下，突发公共卫生事件的成因越来越复杂，越来越具有交互性。

（2）传播的广泛性逾越了国界的限制

当前，人类社会正处在全球化的时代，跨境交易和跨国交流成为常态，人们自由地在不同的国家和地区迁移或快速流动，某一种疾病可以通过现代交通工具跨国流动而迅速传播，而一旦造成传播，就会成为全球性的传播，比如 SARS 暴发令全球风声鹤唳。另外，传染病一旦具备了传播的三个要素，即传染源、传播途径及易感人群，它就可能在毫无国界情况下广泛传播，特别是借助于当今快速的交通体系快速传播。

（3）危害的复杂性日渐凸显

突发公共卫生事件不仅会影响一定人群的健康，还会带来一定的社会影响、经济影响乃至环境影响。暴发于我国的 SARS，尽管患病的人数不是最多，但对我国造成的经济损失和政治损失确实很大。近年来各地由于河流污染而造成的群体性疾病也日趋多发，对当地社会稳定造成了难以估量的负面影响。日本大海啸引起的核泄漏至今都在影响着全球对日本经济和政治管理能力的信心，也对原产于日本的可能受到污染的产品造成了致命危害。

（4）危机治理的综合性特征不断强化

突发公共卫生事件的治理需要四个方面的结合，第一是技术层面和价值层面的结合，不但要有一定的先进技术还要有一定的投入；第二是直接任务和间接任务相结合，它既是直接的愿望也是间接的社会任务，所以要结合起来；第三是责任部门和其他的部门结合起来；第四是国际和国内结合起来。只有通过综合的治理，才能使公共事件得到很好地治理。另外，在解决治理公共卫生事件时，还要注意解决一些深层次的问题，比如社会体制、机制的问题、工作效能问题及人群素质问题。因此，应对突发公共卫生事件，已不再是简单的卫生问题，而是一个涉及政治、经济、国际交流、技术进步等因素的复杂问题，需要进行协调解决。

（5）新发卫生事件不断产生

1985 年以来，艾滋病的发病率不断增加，严重危害着人们的健康；2003 年，非典疫情引起人们的恐慌；近年来，人禽流感疫情使人们谈禽色变，以及不久前的人感染猪链球菌病、手足口病等都威胁着人们的健康。虽然人类抵抗突发公共卫生事件的能力在提升，但突发公共卫生事件也呈现出随机演变、不断发展的态势。

（6）食源性疾病和食物中毒的问题比较严重

1988 年上海甲肝暴发、1999 年宁夏沙门氏菌污染食物中毒、2001 年苏皖地区肠出血性大肠杆菌食物中毒、2002 年南京毒鼠强中毒品、2004 年劣质奶粉事件、2008 年中国毒奶粉事件等，这些事件都属于食源性疾病和食物中毒引起的卫生事件。随着商品流通体系的日渐通畅，一个地区生产的食品很快就会销往全国各地，一旦发生问题，即会发展成为大范围、大影响的事件。

伴随着人类对突发公共卫生事件发生规律的认识，世界各国逐步建立起了相对完整的突发公共卫生事件应急管理体系，人们在应对突发公共卫生事件时，也能更有效、更快地遏制其影响的进一步放大。但是，必须认识到，突发公共卫生事件的管理也面临着诸多问题，需要进一步深入研究并采取积极手段，进一步降低突发公共卫生事件的影响。

面对频发的突发事件及公共卫生问题，如何科学应对和及时、有效地加以处置，是当今各国政府必须面对的一个重大课题，除了受到影响的各国在以行动进行"减灾"，一些还没有面临过类似突发事件的国家也需要考虑应对策略。我国国土面积大、气候条件复杂、人口密度大，是世界上遭受自然灾害及公共卫生问题最频发、最严重的国家之一，灾害种类多、频度高，区域性、季节性强，公共卫生问题影响人口数量大、传播速度快。特别是我国现代化建设进入新的阶段，改革和发展处于关键的转折期，工业化、城市化加速发展，新情况、新问题层出不穷，重大自然灾害、重大事故灾难、重大公共卫生事件和社会安全事件时有发生。这些都迫切要求必须依托现有通讯技术成果和医疗科技进步建立及时反应、高效指挥、快速救治的突发公共卫生事件指挥与救治体系，通过先进科技成果的应用进一步提高预防、处置突发公共事件的能力和效果。

1.1.3 国外突发公共卫生事件应急管理现状

近十几年，全球各国相继建立了完善的突发公共卫生事件应对指挥与救治系统。以美国为例，美国有一套完整的应对突发公共卫生事件体系，该体系有六大子系统，包括全国公共卫生信息系统、国家应急行动中心、电子网络疾病监测报告预警系统、大都市症状监测系统，以及临床公共卫生沟通系统等。在科研战略上，当突发公共卫生事件发生后，美国采取的是流行病学现场研究和实验室病因及药物研究齐头并进的办法，尽可能保证对发生的经典或新发疫情进行及时、有效地应对。

目前，发达国家非常重视应急体系建设，且已经建立起比较完善的应急处理机制及应急处置的基本程序与总体原则。美国针对自然灾害、重大事故和社会突发事件，建立了先进的研究基地，以及相关科技计划的审查、立项、拨款和实施的完整体系，组织开展了安全理论、风险评估、预防、应急预案、紧急救援机制和特种装备研究。特别是"9·11"之后，美国启动了"全球预警信息系统"（GEWIS）国家计划，建立了国土安全部，发展了一套基于互联网的安全防范系统。日本早在 1961 年就制定了《灾害对策基本法》，其后又相继制定了《灾害救助法》《大规模地震对策特别措施法》《地震保险法》等，建设了全国性地震、地电、地下流体等观测网，实施了《国家地震预报推进计划》。1995 年大阪大地震后，又连续制定了《受灾者生活再建支持法》《受灾市街地复兴特别措施法》等法令。英国投资 380 多亿英镑，建立了伦敦地区的监控预警系统。

1.1.4 我国突发公共卫生事件应急管理及其现状

我国传染病引起的公共卫生问题相当突出，一直为我国政府所重视。特别是新中国成立初期，我国面临着严峻的传染病流行，全国发动了一场以控制急性传染病为中心的爱国卫生运动，传染病控制卓有成效。新中国成立之后就开展了疾病监测工作，疫情报告制度逐步健全，但条件和水平较为有限。我国的疾病监测信息系统建设始于 20 世纪 80 年代中期，新中国成立以来我国疾病监测首先是从传染病疫情报告开始的，50 年代由流行病研究所进行疫情的报告管理，1983 年疫情报告由卫生部防疫司进行直接管理，1984 年以后卫生部移交给中国预防医学科学院进行疫情报告系统的建设与管理，1999 年通过国家卫生信息网络的建设和 2002 年国家疾病预防控制机构改革，中国疾病预防控制中心成立，预示着中国疾病预防控制国家队的成立，使目前的疫情报告系统进入了一个新的历史时期，疾病监测报告逐步开始向纵向管理模式转变。目前全国已经建立了运行通畅的传染病网络直报系统、重点传染病主动监测系统、死因监测报告系统、部分疾病症状监测系统、健康相关因素监测系统，实现了传染病个例实时报告。

新中国成立之后我国传染病控制效果突出，甲、乙类传染病报告发病率在 1970 年达高峰后开始平稳下降，死亡率也逐年减少，20 世纪 90 年代全国传染病报告发病率稳定于 200/10 万以下，比 1970 年下降了 95%，各类传染病总死亡率由 1990 年的 25.44/10 万，下降到 1994 年的 15.64/10 万，传染病的死因顺位已从 1957 年的第 2 位，降到 1993 年的第 8 位。2014 年（2014 年 1 月 1 日零时至 12 月 31 日 24 时），全国（不含港澳台，下同）共报道法定传染病发病 7 184 391 例，死亡 16 629 人，报道发病率为 530.15/10 万，死亡率为 1.23/10 万，从上面的数据可以看出，我国对传染病的防治还是卓有成效的。但是，2003 年"非典型性肺炎"（SARS）的暴发，不仅对中国人民卫生健康是一次重大挑战，而且给社会经济带来了一系列负面影响。同时也暴露出卫生系统应对突发公共卫生事件能力的不足和脆弱。当人们还没从"SARS"的恐惧中恢复过来，一场威胁更大的"H5N1"型禽流感病毒正席卷中国甚至整个世界。禽流感病毒的传播速度惊人，截至 2006 年，已累计造成 100 多人死亡，超过 1.4 亿只家禽被杀，范围波及亚洲、欧洲和非洲在内的许多地区。

近几年，一系列突发公共卫生事件的暴发阻碍了我国社会经济的健康发展，危及社会稳定，在处理这些突发事件时，我国公共卫生部门的危机意识，决策组织机构的组建和指挥、协调、控制等方面都存在着明显的不足，而这些不足都对及时、有效地处理突发事件产生了消极的影响，有时使其发展为危机，严重影响了广大人民的身体健康和安全，也影响了社会的稳定和经济的增长。目前我国针对突发公共卫生事件的应急管理体系还比较脆弱，在以往应对突发公共卫生事件时暴露出诸多问题。因此，在符合我国国情的基础上借鉴国外成功经验，从整个体系上完善我国突发公共卫生事件应急救治机制任重道远。

1.1.5　研究问题的提出

突发公共卫生事件对人类健康和生命安全构成的威胁，对经济、社会、心理的严重冲击仍不可低估。中国的城市由于人口高度聚集、人员交往频繁、易感人群增多、社会矛盾集中，发生突发事件的突然性增大、危害性增强，成为突发事件的高危地区。而广大农村地区仍然比较贫困，农民没有基本医疗保障，缺乏基本的疾病防治知识和手段，一旦暴发疫情，极可能酿成一场大灾难。人类能够做到的、最有效的办法，就是灾害降临之前构筑一道坚固的公共卫生防御屏障，建立并完善突发公共卫生事件应急管理体系，预防和减少疾病的发生和流行，提高指挥与救治的效率，使损失降到最低。

因此，在公共卫生领域尽快完善突发公共卫生事件应急管理体系，建立数字化指挥与救治平台，应用现代通讯技术、计算机技术、多媒体技术等成熟的科技成果，以数字化手段提高突发公共卫生事件响应能力和救治能力，具有重要的意义。

1.2　研究意义

1.2.1　实践意义

开展基于现代通讯技术的医疗机构应急指挥与救治系统的研究是从微观上提升医院应急处理能力的根本。医院是实现突发公共卫生事件救治的根本力量，只有形成了医院高效率的突发公共卫生事件的指挥和救治能力，才能从根本上实现对突发公共卫生事件的控制。因此，医院突发公共卫生事件的数字化指挥和救治平台的开发建设具有自下而上的决定性，针对该领域的关键问题进行研究，对医院和政府应急能力建设、对人民群众健康保障、对社会和国家稳定等具有重要意义。

（1）有利于提高医院对突发公共卫生事件的处理能力

各级医院是应对突发公共卫生事件最重要的主体，应对突发公共卫生事件是国家和社会赋予医院的重要职责，因此，提升医院应对突发公共卫生事件的响应能力既是医院自身发展的需要，也是全社会对医院的期待。当前，由于各种因素的影响，我国医院应对突发公共卫生事件的效率普遍不高，在发生突发公共卫生事件时，信息传输不畅、医疗资源组织水平不高、疾病救治成效难以令群众满意等现象仍然比较突出。基于现代通讯技术建立应对突发公共卫生事件的院前院内一体化指挥与救治系统是解决当前医院急救能力不足的有效途径。本书将介绍数字化指挥与救治的理论框架和实施体系，对医院提升应急指挥与救治水平具有重要意义。

（2）有助于提升政府对突发公共卫生事件的管控水平

非常规决策经常遇到的紧急性或危机性事件处理是任何国家政府都必须认真对待的重要问题，它甚至比任何常规性决策都能考验一个国家政府的治理架构和治理能力。当代应急冲突理论认为，没有一个社会系统的整合是十分完美的，包括突发性公共卫生事件在内的社会系统中的冲突是普遍存在、时时存在、随时发生的。突发公共卫生事件应对能力的提升和完善是任何一个国家的政府都必须正视的重要问题，也是政府的首要职责和必备的行政能力之一。虽然自"SARS"以来，我国已建立了相对完善的突发公共卫生事件指挥决策系统，但效率仍比较低下。因此，本书对建立突发公共卫生事件数字化指挥与救治平台、不断完善应急管理体系的介绍，有助于政府提升对突发公共卫生事件的管控水平，提升政府有效地处理各种突发事件的能力，维护社会秩序，强化政府公信力。

（3）有利于提高公众身体健康和生命安全的保障水平

公共卫生直接与公众健康和生命健康密切相连，与每个人的生活息息相关，是每个公众都特别关心的大事。一套完善的突发公共卫生事件应急机制能够有效防范和处置突发事件，从而保障公众的身体健康和生命安全。作为微观主体的个人在突发公共卫生事件中最关心的是自己所面临的危险能否被有效处置，如果一旦遭遇这种风险，另一个公共卫生事件中的微观主体——医院是否有能力高效地处理这种风险。因此，本研究通过提升医院应急能力和政府应急指挥效果，以确保受害和受灾人员的安全为基本前提，以最大程度地保护、挽救大多数人的生命安全为为目的，同时，最大限度地保护参与处置突发事件的应急人员的生命安全，这是与社会密切关联的重要领域。

（4）直接关系到社会和国家的稳定

随着近年来突发事件越来越多，包括生态安全带来的自然灾害和生命危害；新型传染病和卷土重来的古老传染病的控制乏力；食物中毒、化学中毒、职业中毒等非传染性的不明原因事件；一些境内外敌对分子、邪教组织成员及社会上的极端分子采取的生化、核恐怖袭击，都对政府和社会造成了很大的压力。由于突发公共卫生事件可预见性差、来势凶猛、病情急、病因复杂、死亡率高、波及面广，往往在还没有来得及查出病因或者控制住形势的情况下就已经有成千上万的人丧失了性命，严重威胁人民群众的身体健康和生命安全，给社会也带来巨大的经济损失，如果不能有效而及时地处理突发公共卫生事件，容易造成人心不稳，影响人们的正常生产、学习、生活和社会经济秩序，使人们对政府失去信心，而使整个社会动荡不安，从而危及社会的稳定。

1.2.2 理论意义

（1）有利于我国应急管理体系建设与发展

目前国家和各个职能部门都针对各类突发公共事件编制了相应的应急预案，但是如果没有一个技术平台来支撑，当突发应急事件发生时预案很难发挥应有的效用。松花江污染事件就是一个很好的例证，污染水流从吉林流到哈尔滨经过将近十天的时间，如果能够及时通报哈尔滨市相关人员，就可以为哈尔滨市赢得更多的准备时间。还有京广桥事件，尽管市政府在第一时间通过各种途径向广大市民通报了情况，但仍存在不少问题，对此时任北京市市长的王岐山在市人大会议上做了精辟的论述：首先就是各部门之间协调不够，其次就是各部门之间的软硬件不互通。因此建立与预案相适应的应急平台，做好应对突发公共事件的思想准备、组织准备和技术准备，才能保证预案的有效实施，才能在突发事件来临时做到处变不惊、沉着应对，才能最大限度地减少突发公共事件带来的危害。

（2）有利于适应国际应急管理技术发展趋势

鉴于国外应急技术发展经验，我国应结合本国国情，尽快建立完善的预测预警和监测监控系统，以确保在发生或者有可能发生突发公共事件时能够及早发现、及早进行分析预测，在早期进行预警发布，尽可能地减少伤亡和损失，避免印度洋地震、海啸事件的重演。

（3）有利于形成突发公共卫生事件数字化应急指挥与救治系统建设的技术体系

本研究将综合运用各种数字化手段，建立技术先进且可以实际运行的数字化指挥与救治平台，形成数字化应急指挥与救治平台建设的成套技术路线。该平台可以区域中心医院为依托建立快速响应的指挥与救治平台，对区域内各类突发公共卫生事件、突发公共事件医疗救援进行数字化统一指挥；对区域内120急救电话受理、指挥调度进行数字化管理；对区域内突发公共卫生事件进行动态监测、专业预警并快速采集数据，及时提供研判信息、决策依据和指挥工具；对重点医院院前急救资源进行动态和有效管理，并可通过网络与卫计委、省级、市级应急指挥系统连接，实现信息报送、指令传递、信息资源共享等强大功能。这些领域的探索有助于形成可以推广的区域突发公共卫生事件数字化指挥与救治平台建设的规范体系，以更有效地指导我国区域突发公共卫生事件应急处置的科学发展。

1.3　文献研究（仅包括理论研究）

对突发公共卫生事件及其管理系统领域的研究，国外最初主要以危机管理的理论出现。危机理论一直是西方学者研究的热门课题之一，早期以研究自然灾害和政治危机为主。到 20 世纪 60 ～ 80 年代，随着自然灾害增多，战争不断，经济、社会系统日益庞大和复杂，西方危机管理研究开始向公共事务、经济、社会等多领域扩展，并使其理论不断丰富和发展。进入信息化社会之后，应用信息技术提高危机响应速度和效率也日渐受到重视，学者们从技术和管理两方面对危机或公共事件的应急响应系统进行了深入研究。

在项目研究中本研究团队对国内外关于突发公共卫生事件应急响应系统及其相关问题的文献资料进行梳理，并从中总结出现有的理论研究成果和存在的问题。以此为基础，明确本书的编写方向，为项目研究提供理论基础。

1.3.1　突发公共卫生事件内涵的研究

（1）危机的内涵研究

危机（crisis）一词来源于希腊语中的 krinein，是指令人感到危险的时刻，严重困难的紧急关头。危机伴随着人类社会的发展而存在，只是影响范围、危害程度不同而已。一些学者的理解和判断角度不同，则对危机的界定及定义也不同。《韦伯词典》将"危机"定义为有可能变好或变坏的转折点或关键时刻。《朗曼现代英语词典》对"危机"的定义是时间上的一个困难点，具有事件、状态的无法预知性质或事情发展的特殊情况点。《现代汉语词典》给出的解释是"危机"指困难和危险。

基于危机所处的情境状态，危机研究的先驱赫尔曼（Hermann）认为：危机就是一种情境状态，在这种形势中，其决策主体的根本目标受到威胁，在改变决策之间可获得的反应时间很有限，其发生也出乎决策主体的意料之外。张成福认为危机是"一种紧急事件或紧急状态，它的出现和暴发严重影响社会的正常运作，对生命、财产、环境等造成威胁，超出了政府和社会常态的管理能力，要求政府和社会采取特殊的措施加以应对"。杨冠琼指出，"危机性事件是指那些导致社会系统或其子系统的基本价值和行为准则趋于崩溃，在较大程度和较大范围内威胁到人们生命财产安全、引起社会恐慌和社会正常秩序与运转机制瓦解的事件"。

基于危机的过程、变化，罗森塔尔（Rosenthal）等认为：危机就是对一个社会系统的基本价值和行为准则架构产生严重威胁，并且在时间压力和不确定性极高的情况下，必须对其做出关键决策的事件。罗森塔尔倾向于把危机定义为一个过程，他认为：危机是一段巨变和集体紧张的时期。在这段时间里，日常的生活方式和社会体系的核心价值观受到威胁，且威胁的方式是我们意想不到的，甚至是无法想象的。迈克尔·布兰德定义危机为"严重意外事件造成组织的安全、环境或产品信誉被不利宣传，使组织陷入危险边缘"。吴宜蓁认为"危机就是在无预警的情况下所暴发的紧急事件，若不立刻在短时间内做出决策、排除状况，就可能对企业或组织的生存和发展造成重大威胁"。这个视角的定义更为准确地反映了危机概念的内涵，即危机通常是在决策者的核心价值观念受到严重威胁或挑战、有关信息很不充分、事态发展具有高度不确定性和需要快速决策等不利情况的汇聚。

基于危机是一个特定事件的属性，福斯特（Foster）发现危机有四个显著特征：急需快速做出决策，并且严重缺乏必要的训练有素的员工、物质资源和时间来完成。作为危机的定义，这些"紧急决策"、"人员严重缺乏"、"物质严重缺乏"、"时间严重缺乏"提出了危机情境的几个基本要点。巴顿认为，危机是"一个会引起潜在负面影响的具有不确定性的大事件，这种事件及其后果可能会对组织及其人员、产品、服务、资产和声誉造成巨大的损害"，体现了它的公共性危害。唐纳德 A. 菲什曼认为，危机是"发生不可预测的事件，组织价值受到威胁，组织可用于反应的时间很短，危机沟通情景涉及多方面关系的变迁"。米特罗夫将危机定义为"一个事件实际威胁或潜在威胁到组织的整体"。薛澜等也将危机理解为"一种决策情势，在此情境中，作为决策者的组织（主要为政府）所认定的社会基本价值和行为准则架构面临严重威胁，突发紧急事件及不确定性前景造成了高度的紧张和压力，为使组织在危机中得以生存，并将危机所造成的损失降至最低限度，决策者必须在相当有限的时间下做出关键性决策和具体的危机应对措施"，其主要特点是"突发性和紧迫性"、高度不确定性"、"一定的社会性、"非程序化决策问题"。

（2）突发事件的内涵研究

吉斯·迈克尔·海瑞特和杰弗里 L.考特莱从社会学角度出发，认为突发事件是人类所特定面对的、人类活动导致的突发危险对人类生存和利益带来的威胁。科迪也认为突发事件是一种不可预料的、对社会伦理道德产生冲击的情形。布伦南等通过对 SARS 分析，提出突发事件是需要使用非常规手段来处理、需要进行社会机制创新的情形。

李苏鸣从公共性上将突发事件区分为广义的突发事件和狭义的突发事件，广义上，"凡是历史上或社会上突然发生的各种不平常的大事，都可以称之为'突发事件'"；狭义上的突发事件，主要指"突然发生，具有重大影响和严重危害的社会性事件，它强调其影响范围的公共性和危害程度的社会性"。张焕强、黄康顺等都强调突发事件的群体性，张焕强强调突发事件本身是非常规的、突然发生的，并且需要及时处理、具有破坏性的群体类事件。黄康顺认为，突发事件源于"群体性事件"，群体性事件是由于利益冲突等导致的偶然发生、无政治目的的突发性群体冲突。胡鞍钢则从对政权稳定性和社会意识形态的影响角度来考量突发事件，他认为突发事件不一定导致损失后果，并且几乎将危机事件和突发事件等同使用。他有两个比较有代表性的观点，一是认为突发事件也有"良性"和"恶性"之分。"良性"突发事件如"非典"疫情的非政治性事件，而"恶性"突发事件则是带有"政治化"和"意识形态化"倾向的事件；二是认为危机或突发事件的出现是正常的、常态化的，需要人类不断发展以应对。我国《突发事件应对法》对突发事件的定义为"突然发生的、造成或可能造成严重社会危害，需要采取应急处置措施予以应对的自然灾害、事故灾难、公共卫生事件和社会安全事件"。

危机和突发事件之间的联系和区别：危机可以理解为突发事件演化过程中的一个时间点或者时刻，在这一时刻，决策行为将严重影响到整个事件的结果。将危机理解为一种状态——危机态，可能更为适合，突发事件在演化过程中未必就会发展到危机态（如禽流感一旦被发现，就进行严密的防控处置，避免大规模暴发进入危机态）；而危机态的产生一般由某一突发事件诱导发生。但是，危机管理的对象范畴又超出了突发事件的对象范畴。突发事件一般要求具有一定的社会影响，与政府行为密切相关，属于公共领域；但危机管理研究的领域并不一定局限于公共领域，企业的危机管理甚至个体的危机管理都是研究的热点问题。

（3）突发公共卫生事件管理的内涵研究

对于突发公共卫生事件，则可以理解为是突发事件和公共卫生的结合。公共卫生领袖人物温思洛将公共卫生定义为"通过有组织的社区活动来预防疾病、延长寿命、促进健康和提高效益的科学和艺术"。美国科学院医学研究所（Institute of Medicine，IOM）将公共卫生定义为"作为一个社会为保障人人健康的各种条件所采取的集体行动"。突发公共卫生事件就是"一个疾病或一个卫生状况的发生或即将发生，这种疾病或卫生状况由生物恐怖主义、传染病、新致命传染因子或生物毒素等造成，构成重大威胁，致重大性的人员死亡或永久、长期伤残。这种疾病或卫生状况可能导致国家灾难，也可能超出国家范围"。

在分析突发公共卫生事件的发展规律和特点的基础上，童建总结了突发公共卫生事件的三个阶段：第一阶段是 18 世纪末至 20 世纪 40 年代，这期间主要是能源对公共卫生的危害；第二阶段是 20 世纪 50 ~ 70 年代，这期间主要是石油等产品的应用对公共卫生的危害；第三阶段是 20 世纪 80 年代至今，这期间主要是一些食品污染或中毒、新型传染病、核污染及生物恐怖等所产生的突发公共卫生事件。

左群、杨瑛在《突发公共卫生事件防控与救助》中将突发公共卫生事件分为四种，一是重大传染病疫情，包括法定传染病疫情暴发、非法定传染病在较大范围内暴发、罕见或已消灭的传染病发生或流行、新的传染病发生（输入）或流行；二是重大食物中毒，包括细菌性食物中毒、真菌及真菌毒素食物中毒、动物性食物中毒、植物性食物中毒、化学性食物中毒；三是重大职业中毒，包括金属及其化合物中毒、非金属无机化合物中毒、有机化合物中毒；四是其他严重影响公众健康的事件，包括放射性污染和辐照事故、环境污染、群体心因反应或不良反应、群体性不明原因疾病、动物间传染病暴发流行、恐怖事件、其他对公众健康可能造成危害的突发事件。同时，他们还提出了突发公共卫生事件的应对特点：要求做到快速、准确、灵活，需要强有力的资源保障，需要搞好协同，突发公共卫生事件重在预防。陈坤从宏观的公共卫生安全角度考量公共卫生事件，他认为对于公共卫生事件的理解是随着时代和事件的发展而不断变化的，所以从广义上定义公共卫生事件为"任何影响一定区域内人口的动态健康的事件"。郭新彪、刘君卓则将突发公共卫生事件具体化，认为"在人群中突然发生的直接影响到公众健康的重大事件，其主要特点是：①突然发生的，难以预测，没有防备，事前难以有应对措施的事件；②往往发病人数多且病死率高；③影响群体范围大；④传播速度快；⑤对其应对处理通常涉及社会诸多方面；⑥突发公共卫生事件是可以预防和控制的"。我国《突发公共卫生事件应急条例》界定突发公共卫生事件为"突然发生，造成或可能造成社会公众健康严重损害的重大传染病疫情、群体性不明原因疾病、重大食物或饮水和职业中毒以及其他严重影响公众健康的事件"。

1.3.2 突发公共卫生事件管理的研究

应急管理是对突发事件进行预警、控制和处理的过程，中外学者对这一领域进行了广泛的研究。近年来，随着突发事件管理逐步受到重视，研究的广度和深度都得到了大幅度的拓展。

（1）应急管理内涵的研究

应急管理是指政府及其他公共机构在突发事件的事前预防、事发应对、事中处置和善后管理过程中，通过建立必要的应对机制，采取一系列必要措施，保障公众生命财产安全，促进社会和谐健康发展的有关活动。

有国外学者将应急管理归为一种学科，例如，德拉贝克与霍特莫认为"应急管理是一种学科与职业，它应用科学技术、规划及管理手段来应对极端事件。极端事件是可能导致多人伤亡，对财产造成重大损失，扰乱社会生活的事件"。黑德与布洛克将应急管理简要定义为"应对风险和规避风险的学科"。威廉·沃则将应急管理看作风险管理，"其目的是使社会能够承受环境、技术风险，应对环境、技术风险所导致的灾害"。

后有美国学者综合应急管理的不同学说，提出"综合性应急管理是管理应急计划与活动的一种整体性方法，涵盖所有的四个应急阶段，即减缓、准备、响应与恢复，涵盖各种类型的紧急事件与灾害，涵盖各个层次的政府和私有部门，综合性应急管理的主要特征是全参与、全风险、全过程"。

从官方定义角度，美国国土安全部在《术语》中定义应急管理是"协调、整合所有对于建立、维持与提高一系列能力来说很有必要的所有活动，包括针对潜在的或现实的灾害或紧急事务而进行的准备、响应、恢复、减缓……"。

联合国在《术语：灾害风险消减的基本词汇》中提出，应急管理是"组织与管理应急紧急事务的资源与责任，特别是准备、响应与恢复。应急管理包括各种计划、组织与安排……包括预防、响应与恢复"。

我国学者宋英华认为，应急管理的内涵丰富、涉及面广，它指有关组织、国家乃至国际机构为避免或者减轻突发事件或者紧急事态所带来的重大威胁、重大冲击和损害，而有计划、有组织地学习、制定和实施一系列管理措施和应对策略，包括对组织面临的政治、经济、法律、技术、自然、人为、管理、文化、环境等相关因素的管理，还包括对突发事件的准备、突发事件的应对、突发事件的解决与突发事件解决后的复兴等不断学习和适应的动态过程。

（2）应急管理模型的研究

国外的应急管理理论主要以危机管理理论的形式出现。危机管理这一概念是美国学者于 20 世纪 60 年代初提出的，它涵盖经济管理、公共管理、政治、外交等多个学科，在 1960 ～ 1970 年，形成了企业危机管理、政府行政危机管理、灾害事故危机管理等多个研究分支。随着研究的深入，危机管理的研究已经从对单个危机事件的分析转向横向、纵向的比较研究、综合研究。与管理的定义一样，从不同的维度出发，危机管理存在不同的定义内容。Robert Girr 认为，危机研究和管理的目的就是要最大限度地降低人类社会悲剧的发生，危机管理是为组织恰当处理危机提供指导原则。Green 认为，危机管理的一个特征是"事态已经发展到无法控制的程度"，危机管理的任务是尽可能控制事态，在危机事件中把损失控制在一定的范围内，在事态失控后要争取重新控制。米特洛夫和佩尔森认为，收集、分析和传播信息是危机管理的直接任务，管理者应该"甄别事实，深度分析，控制损失，加强沟通"。

传统的危机管理着重强调对危机反应的管理，将危机管理的重点放在应对阶段。然而，寻找危机根源、本质及表现形式，分析它们所造成的冲击，通过突发事件监控、预警、预案来降低风险可以更好地进行危机管理。所以，有效的危机管理应该：转移或缩减危机的来源、范围和影响；强调危机的预警和预防，制定应急预案；改进危机的反应管理；完善危机的恢复管理。

国内外针对危机处理的研究主要有危机阶段分析、主体行为分析及决策过程分析三个方向。危机管理的阶段划分有多种，譬如预警（prevention）、防备（preparation）、处理（response）和重建（recovery）等。美国联邦安全管委会改为缓冲（mitigation）、防备（preparation）、处理（response）和重建（recovery）。众多的危机管理的理论研究方法中，占据主导地位的是阶段方法，其中主要有三种模型最被学术界认可：三阶段的模型（这是最基本的模型），芬克（Fink，1986）生命周期模型（属于四阶段模型），米特洛夫（Mitroff，1994）首次提出的五阶段模型。

芬克详细描述了危机的发生周期，但是他使用的是医学术语，非常形象地描述了危机四阶段：一阶段，征兆期（prodromal），能够通过部分蛛丝马迹判断出潜在的危机；二阶段，发作期（breakout of acute），紧急事件已经发生，社会危机已经引发，事件进入发展期；第三阶段，继续期（chronic），事件继续，这是组织尽最大力气解决事情的主要阶段。第四阶段，重建恢复期（resection），事件已经结束，危机已经解决，事件进入后期收尾处理阶段。这个模型是把危机管理看成长期事件的最早的一个模型。芬克认为事件引发之前必定存在相应的预警信号，因此他一直认为好的危机处理管理者绝对不能局限在设计危机处理的管理计划（CMP）中，一定要高度重视危机的预防和预警信号的识别，同时要考虑到所引发的事件发生的持续多样性。

危机管理专家米特洛夫（IanMitraff）用五个阶段来划分危机管理过程：①检测，根据危机的预警情况和信号，启动具体的对应措施；②检测和防治，机构组织及其包含成员知道危机的损害程度，减少其损害；③严格控制，机构组织及其包含成员最大限度地减小危机损害；④恢复，彻底消除危机带来的不良影响，恢复完整的社会秩序；⑤总结，机构组织应总结回顾管理措施，作为今后处理类似危机的经验。

诺曼·奥古斯丁在《对力求规避的危机的管理》中提出应对突发事件六阶段模型，即危机的规避、准备、确认、控制、解决、获利。

罗伯特希斯在《危机管理》中提出了缩减、预备、反应、恢复的危机管理模式，并从四个方面系统论述了危机全程管理的意义。首先介绍了建立有效的预警，完善沟通技能，应用媒体协调及保持形象管理是缩减危机的有效手段；其次分析了危机预备阶段进行公众培训和和危机应对演习的重要性；再次阐述了在反应阶段如何更好地管理危机局面的方法；最后提出了在恢复阶段要重视危机对人的心理影响的观点。

大多应急管理专家认为三阶段模型最为实用、简单明了，危机的管理过程就是危机前（pre-crisis）、危机（crisis）发展中及危机后期（post-crisis）三阶段。各阶段可以有独立的子阶段。无论四阶段模型还是五阶段模型，二者都可与同三阶段的划分相对应，危机前期本身就包含了危机征兆期和预警测量阶段的全部过程，危机发展阶段既可以包含危机发生和引发事件，同时也包含危机正在得以解决的各个发展时期，对于损害控制阶段及危机发生阶段和最后的总结恢复阶段、延长期均可以归入这个定义的时期，而危机最后阶段则包含了学习期和结束过程。

（3）应急管理能力及其评价的研究

突发事件应急能力标志着组织降低、减除突发事件所造成灾害可能性的大小。组织能力是在组织内担负主要职能的成员知识、技能和个人能力的复杂组合，应急能力是组织能力在应急管理维度上的表现形式。突发公共卫生事件应对能力是指一个机构所拥有的能承担应对突发公共卫生事件任务的各要素的总和。当突发事件成为社会生活中一个不可避免的重要问题时，应急能力也应该成为政府能力的重要内容和组成部分。

目前，关于应急能力尚没有统一的定义。兰德公司于 2007 年曾专门召集专家小组，讨论了突发公共卫生事件应对能力的定义及其可能包括的能力。根据专家小组在文献回顾基础上得出的讨论结果，突发公共卫生事件应对能力是指"公共卫生和医疗保健系统、社区及个人针对突发公共卫生事件进行预防、反应、快速应对及从中恢复的能力，尤其是针对那些超常规的突发性、规模大、难以预测的突发公共卫生事件；其内容不仅包括突发公共卫生事件发生时的应对能力，还包括操作能力及快速执行防备任务等一系列预防、减轻和恢复的能力。

迄今为止，对于突发公共卫生事件应对能力到底包括哪些内容，哪些是所有突发公共卫生事件应对过程中所需的核心能力（core capacity），哪些是紧急救援能力（surge capacity）等关键问题尚无清晰、公认的答案。从突发公共卫生事件应急能力的内涵来看，所谓突发公共卫生事件应急能力，包括预测预警、监测控制、监督管理、事件预防、信息收集分析、科学决策与快速反应、应急保障、紧急救援与医疗救治和事件综合处置等能力，是预防与处置突发事件的各能力总和。从危机管理的角度来看，预防、处理、恢复和评估能力是应对机构在事件发生、发展的不同阶段需要具备的。突发公共卫生事件的预防能力（事前）是在事前尽量规避其发生的能力，是突发公共卫生事件处理的第一步。如能通过强化日常应急准备和监测预警能力，对突发公共卫生事件做到早识别和早处理，将是应对突发公共卫生事件的最理想状态。突发公共卫生事件处理能力（事中）是指在发生突发性公共卫生事件时，在最短事件内调集资源（人员、物资和能源）、采取措施，从而将突发公共卫生事件的危害降到最低程度的能力。突发公共卫生事件的恢复能力（事后）是指在完成应对突发公共卫生事件后，应对机构重建和恢复医疗秩序的能力。而突发公共卫生事件的评估（事前、事中、事后）贯穿于应对突发公共卫生事件工作的每个阶段，是对突发公共卫生事件预防、处理、恢复中的各类情况进行统计、分析、总结和评估，了解应对中的成功和不足，总结经验教训，从而不断推动应对机构应对突发公共卫生事件能力的提高。

我国学者也提出了自己的看法。凌学武认为，应急能力是指政府在面对突发事件时，履行应急管理职责和功能的程度。郭太生等认为，应急能力是政府或组织在突发事件发生时能够及时采取应对措施，为降低事件造成的损失、维护社会稳定，而在组织机制、应急准备、监测预警、现场反应、善后恢复等方面完成既定职能的本领。田依林认为，应急能力是指政府在应对突发公共事件时，以人民利益为宗旨，以法律制度为依据，能够高效有序地开展应急行动，通过对组织体制、应急预案、灾情速报、指挥技术、资源保障、社会动员等方面的综合运用，力求在较短时间内使突发性公共事件所造成的人员伤亡和财产损失降到最小，社会所造成的负面影响降到最低，保证社会生活稳定运行和连续的一种综合应急处理能力。

通过评估实现应急能力的培育和提升是国内外证实的有效途径。关于应急能力评估，本书主要介绍关于突发公共卫生事件应急能力的评估。美国对突发公共事件应急能力有多重评估指标，主要列举以下几种：一是CAR——准备能力评价，主要用于评价美国各州和地区突发事件应对能力，包括13项突发事件应对能力（立法与授权、风险识别与评价、风险降低、资源管理、预案、指挥与协调机制、沟通与预警、实施与步骤、后勤与设施、培训、演习与评估、信息发布、公众教育与财政），总计 104 个一级指标和 451 个二级指标；二是公共卫生准备和应对能力评估，包括应急预案与准备情况、监测与流行病学能力、实验室能力、预警网络与信息技术、沟通和信息发布、教育和培训 6 个方面；三是流行病学能力评估，包括流行病学监测机构的能力评估（22 个指标）和传染病及突发事件应对的流行病学能力评估（86 个指标）两大部分；四是公共卫生人员对突发公共卫生事件的应急能力评估，包括卫生领导人员、传染病人员、医务人员、环境卫生人员、实验室人员、尸检人员、信息人员、其他卫生专业人员、兼职人员 9 类公共卫生专业人员，以及后勤人员应对突发公共卫生事件能力的评估；五是医院对突发公共卫生事件的应对能力评估，包括领导能力、风险评估、预案、指挥协调、信息沟通及预警、应对程序、资源管理、后勤、公共信息、培训、演习及绩效改进 12 个方面；六是突发公共卫生事件准备评估，包括公共卫生系统综合能力（20 个指标）和公共卫生服务（10 个指标）。

美国疾病预防与控制中心（Center for Disease Control and Prevention）构建了流感准备和应对的国家核心能力评估指标，包括 12 个能力指标：预案、流感准备阶段的研究工作和科研应用、通讯、流行病学处置能力、实验室能力、常规流感监测、呼吸道疾病的监管与支持、流感暴发的应对情况、资源储备情况、以社区为基础的防控流感传播方法、传染病预防控制、医疗卫生部门的流感应对工作情况。

欧盟于 2010 年 4 月对欧盟及各成员国 2009 年甲型 H1N1 流感的应对工作进行了评估，设立了 7 个评估指标：一是各国流感准备计划及各计划之间的可协调性；二是业务连续性；三是欧盟范围内的信息系统运行情况；四是欧盟与各成员国、国际机构之间的协调；五是公众卫生和控制措施的协调性；六是公众和媒体信息的协调；七是疫苗和抗病毒药物。

2011 年 5 月，WHO 也对 2009 年甲型 H1N1 流感应对工作进行了评估，主要包括三方面：一是国际卫生条例（IHR）的功能发挥及其实施情况；二是评估 WHO 在 H1N1 流感中的应对情况，包括 WHO 的功能角色发挥；三是明确如何加强未来流感和突发公共卫生事件的准备和应对经验。

刘军秀、张惠等总结了国外突发公共卫生事件应急管理的评估方法，主要包括演练类评估方法，如公共卫生领域的行政领导、专家及有关人员通过圆桌演习或现场模拟演习，针对如何提升应急能力，共同讨论提出策略方法；专家组评价法，即专家组进行定性与定量相结合的专业评估；观察法，即评估者直接观察被评估对象；计算机模拟评估及案例评估方法。

国内许多学者都试图建立一套合理的评估体系，以系统地评估政府或相关机构部门的突发公共卫生事件应急能力。

在宏观层面的评估指标设计上，刘成谦为突发公共卫生事件应急能力评估设定了五方面评估内容：事件的类型和性质、影响范围和程度、措施效果、事件发展趋势和应急预案。申锦玉等在分析疾病预防控制机构的突发公共卫生事件应急能力时，确定了 7 个评估指标，分别是疾病预防控制机构基本情况、监测预警能力、现场调查处理能力、实验室检测能力、应急保障能力、教育培训能力、信息通报和发布。万明国、王成昌认为对政府突发公共卫生事件应急能力的评估指标可以在三个层面上进行，构建综合反映政府应急能力的一级、二级、三级指标，其中一级指标包括评价基础指标（主要是卫生应急人力资源数）、预防及预警能力指标、应急控制能力指标、危机后管理能力指标等。二、三级指标的构建主要是评估政府的综合应急控制能力，反映政府如何运用已有资源应对危机的过程及引导社会舆情、消除社会心理恐慌的管理过程，主要指标涉及信息、传媒、控制、决策、组织等多方面，包括政府的决策能力、区域控制能力、疫情控制能力、舆论管理、技术支持、资源储备和调用能力、政府相关部门协调能力等。

同时，万明国、王成昌将政府突发公共卫生事件应急能力评估系统划分为三个阶段：第一阶段是潜在风险期，这一时期的评估内容包括预案和演练、监测和预警、队伍和能力、经费和物质保障；第二阶段是事件发生与风险防治期，这一时期的评估内容包括突发公共卫生事件的类型和性质、事件影响范围及程度、已实施的应急措施及效果、事件发展态势、启动应急预案的情况等；第三阶段是恢复期，这一时期的评估内容包括应急计划的实施程度、应急工作的成效、经验教训和事件的社会影响等。

也有学者在微观层面上设计突发公共卫生事件应急能力评估指标，对具体机构或部门的突发公共卫生事件能力构建评估指标体系。例如，徐枫等针对社区医院在突发公共卫生事件应对中的作用，制定了社区医院突发公共卫生事件应急能力的评估指标框架。陈伟基等对突发公共卫生事件中卫生监督人员应具备的应急能力进行了评估，包括预测预警能力、事件处置能力、沟通交流能力、后勤保障能力、文书书写能力。

章绳正、黄祥等从指导性内容和具体问题两方面入手，确定突发公共卫生事件应急评估内容。其中，指导性内容包括突发公共卫生事件指导的合理性、指导的卫生资源配置、指导的实施进度、投入产出比、指导的效果、指导的影响；具体问题包括政策立法、计划的具体情况、训练和培训、监测、通讯、医疗救治、治安维护、指挥控制和协商、信息管理、资源管理、撤离疏散和隔离。

关于医院在突发公共卫生事件中的应急能力，国内学者也有不少研究成果。姜晓梅等认为，医院是突发公共卫生事件高发、频发的场所，同时医院还是预防和控制处理突发公共卫生事件的主力军，因此医院是突发公共卫生事件发生、发现、侵害和应对的重点机构。边巍等认为，医院在应对突发公共卫生事件时面临

4 大不足：医院应对突发公共卫生事件能力"先天不足"，管理部门对应对事件的宣教不够，临床医务人员对事件认识不够、重视不足，忽视相关基础信息的收集。伏军贤等则将提高医院突发公共卫生事件能力的机制分为软机制和硬机制两类，强调了加强应急软机制和加强应急硬机制建设的重要性。其中应急软机制包括：①树立突发公共卫生事件的意识；②加强突发公共卫生事件的宣传和教育；③强化法规意识；④普及传染病防治知识、增强传染病的防范意识；⑤加强危机和突发事件风险评估等。而突发公共卫生事件的硬机制包括：①成立相应的领导机构；②建立和完善应急报告制度；③建立院际疫情信息沟通、共享制度；④设立感染病隔离门诊和隔离病房；⑤建立医务人员、病房床和医疗抢救设备紧急动员机制；⑥建立住院患者紧急疏散机制；⑦备足必需的药品器械；⑧配备完善的交通、通讯工具；⑨储备医院应对突发公共卫生事件的能力；⑩加强院内交叉感染的控制。基于此，不少学者对军队和地方医院应对突发公共卫生事件的应急机制、应急制度、应急预案、后勤保障、医疗保障进行了设想和初探。李包罗对医院信息科在医院应对突发公共卫生事件中的作用进行了分析，医院传染病疫情报告管理系统的开发和应用使用方便、操作简单、具有识别和排除传染病重复报告的功能，可减少统计误差、可靠性强、能够对全院传染病疫情进行实时监控、提高医院传染病疫情管理工作效率。信息网络不仅可做好防治 SARS 的宣传教育、完善上报体系的工作，还对切断 SARS 感染、提高医院与外界的交流（教学、会诊等）具有重要的意义。

1.3.3　突发公共卫生事件应急管理系统的研究

基于突发公共卫生事件在全球范围内的发生发展规律，建立快速准确的突发公共卫生事件应急管理系统，强化监控和预警能力建设成为全球研究的焦点。

（1）应急管理系统的技术研究

国外的应急管理系统经历了机械化、电子化、智能化三个阶段。美国从 20 世纪 60 年代开始进行城市社会应急联动中心建设。1967 年，当时的美国司法部建议全国采用统一的号码，用于公众报告紧急事件和紧急求助，取缔当时存在多个特服号码的状态。经联邦通信委员会（FCC）研究和论证，决定选用 911 作为美国统一的社会紧急求助特服号码。1968 年 2 月 16 日下午在美国阿拉巴马州黑勒韦尔市开始运行的 911 系统，完全遵照了 AT&T 于同年 1 月 12 日颁布的 911 标准，第一次在电话系统的接口中用机械方式实现了电话号码的自动提取（ANI）。加州阿拉米达县的 911 系统第一次实现了根据报警人的电话位置，将来电转到最近的处警分中心进行处理。由此，公众安全访问点——PSAP 概念被提出，并得到了广泛的运用。一个互联的（inter-connect）分布式报警电话系统，最大限度地缩短了报警人与处警中心的物理距离，使得熟悉当地情况的警员、救护员可以直接服务于群众，也为主处警（或指挥）中心减轻了日常负担。电子化的手段大大提高了指挥的时效性。

20 世纪 70 年代中期以后，由于反战运动的持续发展和人口的大量流动，各种大型突发事件此起彼伏。应急联动系统在欧美等发达国家也进入了高速发展期。

随着局域网、广域网、集成的无线、车载、电话系统等技术的出现和不断完善，以及通过互联网的远端应用模式的出现，依靠新一代 IT 技术的"应急联动"系统开始出现，新型的"应急联动"系统可以达到多中心、多用户，把公安、消防、急救等多家中心统一在一起，进行分布处理。1990 年，美国鹰图公司（Intergraph）又率先将电子地图集成到"应急联动"系统之中。

此后几十年，各州纷纷制定紧急处理的政策和法律，使系统更加完善。随着应用的不断扩大和成熟，以及计算机技术的突飞猛进，人们逐渐认识到大部分的调度终端功能可以由软件来实现，并且调度终端软件有灵活配置的优点，还可以及时得到升级，从此应急指挥步入智能化时代。随着局域网技术、无线网络技术（Wi-Fi）、卫星定位技术（GPS）的不断发展及计算机处理速度的不断提高，使基于数据挖掘技术、决策优化算、决策支持技术的计算机辅助应急联动系统处于做最前沿。日本、法国、德国、加拿大等发达国家和地区也都建立了类似的以城市为中心的性报警求助应急处理体系。

我国的应急管理系统也不断寻求技术的支持。如李琦等基于数字城市空间信息基础设施，利用地理信息系统（geographic information system，GIS）技术，整合数字城市信息化资源，给出了城市突发事件应急指挥决策支持系统的总体设计和技术实现方案。杨静则从系统的角度，提出了突发事件分类级别的思想和方法，并提出了动态分类的基本思想和研究框架，在分类体系中使用了一些定量方法，如聚类分析；在分级体系中使用了因子分析、判别分析等。刘功智、刘铁民、钟茂华引入 Petri 网，对我国典型的城市重大突发事件应急联动系统的应急性能进行分析，初步建立了城市重大事件应急联动系统性能分析的 Petri 网模型。冯凯等研究了城市公共安全规划与灾害应急管理的融合模式，剖析了城市公共安全规划的空间范围与应急管理空间需求之间的关系，提出了以整合观和可持续发展观构建城市公共安全规划，以空间观构建城市应急管理机制的设想。在此基础上，根据有效服务范围和资源量，提出了城市各类防救灾设施的规划标准与建构模式，以建立城市救灾单元区域。

尽管我国在应急管理方面取得了一定的成绩，但和西方发达国家相比，国内的研究起步较晚，在突发公共事件应急决策和应急救援体系等方面尚存在较大的差距，缺乏综合性和系统性研究，仍处于突发公共事件研究的初级阶段。

（2）突发公共卫生事件应急管理系统的研究和应用

早在 2000 年，为了应对全球范围的突发公共卫生事件，建立了全球范围的突发公共卫生事件应急处置网络（global outbreak alert and response network，GOARN）。WHO 在 2005 年发表的国际卫生条例（international health regulations，IHR）中增加了关于加强传染病监测能力的条款，使得突发公共卫生事件成为全世界关注的议题。近十几年来，个人电脑、智能手机技术的广泛应用及互联网技术的飞速发展为突发公共卫生事件的快速报告和处置提供了更为便捷、透明和通畅的渠道，不单是专业的疾病预防控制部门能够使用先进的技术进行突发公共卫生事件的应急处置，普通民众也可以通过相关平台参与到相关信息的采集及监测中来。例如，ProMED-mail 通过邮件的方式报告传染病暴发，在超过 150 个国家的不同地区和部门之间应用，每年发到系统网站的传染病相关信息达到 40 000 条以上。加拿大公共卫生署建立的全球公共健康信息网（global public health intelligence network，GPHIN）是一个以 Internet 为基础的"早期预报预警系统"，主要追踪和监测传染病疫情暴发、食物中毒、生物恐怖事件、化学品泄露、自然灾害、医疗和放射性物质等各类公共安全问题。全世界的公共卫生和健康相关部门和组织通过系统获得相关信息，并根据这些信息对相关事件采取合理的预防控制措施，避免或减轻对健康的危害。2006 年建立的 HealthMap 利用互联网上发布的非正式信息资源实时监测公共卫生事件的暴发，用户可以通过 PC 访问网站或采用安装移动设备应用程序实时获取公共卫生相关信息。HealthMap 采用 GoogleMaps API 进行开发，在促进全球范围的突发公共卫生威胁侦察预警中发挥了重要作用。在全球范围内类似的较为有名的应用系统如 MediSys 和 BioCaster 等充分利用现代信息技术优势，在全球公共卫生领域中占有了一席之地，在世界范围内为公众健康、为传染病和生物危害事件早期预测预警提供了有效的工具，让每个公民都可以关注公共卫生、参与公共卫生。

除了这些全球范围的突发公共卫生事件早期预测预警信息平台和信息共享服务平台外，世界各国也积极研究，开发针对本国的公共卫生监测、信息采集及应急处置系统。早在 2001 年德国就建立了全国范围的基于网络的传染病暴发疫情监测系统。斯里兰卡建立了基于手机的动物间传染病监测系统。欧盟于 2005 年建立了欧盟疾病预防控制中心并建立了相应的传染病网络监测平台，主要用于整个欧盟区域的传染病监测和预警，主要监测 SARS、西尼罗热、禽流感等 46 种传染病。1996 年建立的太平洋公共卫生监测网络（pacific public health surveillance network，PPHSN）受到太平洋共同秘书处和世界卫生组织的共同赞助。迄今为止，这个监测网络包括 22 个太平洋岛国及其共同设立的秘书处，目的是增强这些国家在这个区域的传染病监测和应急反应能力。PPHSN 在此区域的传染病监控及其他公共卫生事件监控和应急处置中起到很大的作用。SaulLoza-no-Fuentes 等探讨在资源比较贫乏的环境下利用 Google Earth 作为提高公共卫生能力的工具。

使用网络作为公共卫生事件监控的工具已被无数实践证明是切实可行且廉价高效的，基于网络的公共卫生事件监测系统大多数都应用了地理信息系统技术，现在一些免费的或收费的 WebGIS 服务为公共卫生事件监测和应急处置系统提供了很好的平台。手机不仅是通讯工具，由于其应用广泛、廉价、传递信息快速，近几年在经济、教育等领域也得到广泛应用，手机通过发送文本、视频、图片等信息来传递健康信息，在公共卫生事件监测中发挥着越来越重要的作用。手机的应用可以使公共卫生事件监测系统网络的实时性、便携性特点得到发挥，使公共卫生事件监测更加方便、快捷、廉价。

2003 年 SARS 疫情暴发以后，中国政府开始重视公共卫生建设，加强了公共卫生信息系统建设，2004 年建成了中国传染病网络直报系统。系统覆盖了乡镇卫生院、县区级疾病预防控制中心和医院、省市级 CDC 等各个层次和级别的疾病预防控制部门，实现了传染病的网络直报，从此改变了我国之前以县为基础的通过邮寄或传送电子报表的历史。随着网络技术的不断发展，各个地方也根据本单位和地区实际情况，建立了一些适合本系统使用的一些专用的传染病监测和信息采集系统，如黄利群等建立了珠海市传染病症状监测系统，对学校这个特殊群体的传染病发生情况进行监测，可以为学校传染病预防和突发公共卫生事件提供可靠的工具。孙海龙等建立了北京市卫生流行病学信息系统，为查询北京市卫生流行病学信息提供了全面可靠的平台，促进了北京市卫生流行病学信息化的建设发展。各地建立的传染病监测分析系统、突发疫情处置系统、媒介生物管理系统、突发公共卫生事件应急系统平台等都得到了积极应用。

随着地理信息系统（GIS）的发展，突发公共卫生事件信息实时采集与应急处置的研究获得了长足的发展，以 GIS 为平台开发了一系列应用系统。尤其是在医疗信息系统中的应用逐步发展起来，GIS 在突发传染病疫情预警、突发公共卫生事件应急处置等方面发挥了重要的作用，一系列的应用系统和平台逐步建立起来。WebGIS 是 Internet 和 GIS 结合的产物，客户在全球范围内任意一个节点即可访问 WebGIS 服务器提供的各种 GIS 服务，使得 GIS 服务更加大众化、更加廉价。WebGIS 技术的发展使 GIS 技术走进了各个行业，获得了更加长足的发展。Google Maps API 是 Google 公司推出的编程应用程序接口，全世界的客户可以基于 Google Maps 开发自己的应用程序并建立相关应用地图网站。我国学者基于 Google Maps API 也开发了一系列的应用系统，李燕婷等研究了 GIS 技术在传染病现场调查分析中的应用，建立了以智能手机信息采集系统为主要内容的 GIS 应用平台，系统集成数学分析模型，实现了空间基础数据和非空间基础数据的结合，在 2010 年上海世博会保障中发挥了重要作用。上海市疾病预防控制中心袁政安等尝试将 GIS 技术应用于突发公共卫生事件应急处置，为相关领域工作人员、专家和领导者提供决策支持依据。肖刚结合 Google Maps 和 Google Earth API 建立了传染病预测预警系统，实现了传染病监测预警、疫情分析等功能。WebGIS 公共卫生领域的应用促进了国家公共卫生建设，可以为人民健康和疾病预防控制做出更大的贡献。

随着无线传输技术和智能手机技术的发展，智能手机应用于突发公共卫生事件监控和信息采集传输分析也得到了迅速发展。2008 年汶川地震以后，中国 CDC 研发的地震灾区光能应急手机疫情报告系统，发挥了不可小觑的作用。任宏等采用智能手机结合移动地理信息技术（Mobile-GIS），建立了智能手机信息采集技术平台，使得突发公共卫生事件现场调查和数据分析工作时间大大缩短，提高了现场信息采集和数据传输、分析的效率。智能手机在现场流行病学调查中将发挥越来越重要的作用，是未来突发公共卫生事件现场调查工具的发展趋势。基于 Web 的信息采集技术研究和可视化方法也是近年来热门研究议题，聂敏等发明的基于移动通信网的 SARS 信息快速采集系统及方法也是智能手机在突发公共卫生事件现场调查和信息采集方面的应用。

我国传染病防治及应急处置决策支持系统近几年来逐步发展起来，但与国外相关领域的发展仍有一定的差距，国内各种应用系统很多，但总体技术较为落后，构建简单，使用范围较窄，应用不便，尤其是没有形成一套完整的应用于传染病现场调查及其他突发公共卫生事件应急处置的系统和装备，研究不够深入，推广不力，行业间整合度比较差，没有一个系统能够和国际知名的系统如 GPHIN、HealthMap 等相媲美，在相关装备研制方面更是落后。我国的传染病信息实时采集系统和装备还有很长的路要走。

从以上文献分析可以看出，现阶段大部分针对公共安全的预警信息技术系统研究还停留在部门化、专业化的阶段，尚未构建全面整合的政府应对重大突发公共安全事件预警信息管理系统，相关的信息技术在预警和应急管理的过程中已经有了一定的应用基础，但尚未有针对性的信息技术标准，对复杂的突发公共安全事件还缺乏全面的监测与有效预警。

"突发公共卫生事件应急指挥系统"正是在总体预案的指导下，利用现代网络技术、计算机技术和多媒体技术，以资源数据库、方法库和知识库为基础，以地理信息系统、数据分析系统、信息表示系统为手段，面对突发公共卫生救援事件，能够为突发事件中的相关参与人员提供各种通讯和信息服务，提供决策依据和分析手段，指挥命令实施部署和监督方法，能及时、有效地调集各种资源，实施疫情控制和医疗救治工作，减轻突发事件对居民健康和生命安全造成的威胁，实现对突发公共卫生救援事件的分析、计划、组织、协调和管理控制等指挥功能，用最有效的控制手段和最小的资源投入，将损失控制在最小范围内。

目前搜索到的关于应急指挥和救治数字化的文献比较少，其中黄伟灿等在2003年指出要建立好完善的数字化指挥与救治平台，首先要建立通畅的信息沟通网络系统和严密的预防和救治网络系统。现代化的全国疾病监测报告系统和症状监测系统能够有效收集国内外最新疫情、灾情的综合资料，将分析结果及时反馈给指挥系统，为政府根据疫情变化做出相应级别的应急警示和协调调度提供科学依据。无论突发事件发生与否，要不断地通过新闻媒体、简报和网络向社会发出早期预警，平时应普及卫生科学知识，并加强监督。完善的信息沟通网络系统不仅能够方便信息的传递和反馈，有效地提高应急指挥系统的指挥效率，还能够加强政府与民众的沟通，及时通知和指挥民众，将危害和损失降到最低。严密的预防和救治网络系统则主要由"数字化卫生监督体系"和"远程网络治疗体系"组成。杨建等在2009年提出，"数字化卫生监督体系"的主要内容和基本框架可以概括为"三化"建设：一是办公无纸化，主要是依托局域网，实现对文件传输等管理信息的数字化、网络化整理，以提高办公效率；二是监管网络化，是指利用高科技的网络信息手段，进行工作相关的采集、整理，并实现对管理对象的自动监管；三是服务现代化，即通过建立电子政务系统，实现卫生监督部门和被管理相关人在互联网上的直接交流。而远程医疗是伴随信息高速公路发展起来的新型医疗方式，是指通过现代的计算机多媒体技术与现代远程通讯技术来实现异地医疗服务的系统平台，它包括远程诊断、远程会诊咨询及护理、远程教育、远程医疗信息服务等所有医学活动。随着信息技术的高速发展，远程医疗已成为下一个阶段医疗系统发展的趋势。通过远程医疗体系，能够有效地克服突发公共卫生事件中救治过程的困难问题，及时地对灾区患者进行治疗，防止灾情的蔓延，最大化地减少损失和危害。对突发公共卫生事件数字化指挥与救治平台的研究，具有深远的理论意义和实践意义。

1.3.4 文献评述

应急管理及突发公共卫生事件应急管理系统的研究和建设为业务工作提供了有力的支撑，得到业界广泛的应用和认可，然而也存在一些需要改进的地方。

1）从系统架构角度看，当前我国建立的大多数突发公共卫生事件应急管理系统建设缺乏统一的技术框架指导和软件体系结构的综合考量，孤立的"烟囱林立式"应急管理系统建设较多，开放架构的整合共享平台研究较少。一方面，应急基础设施重复建设，造成国家资源严重浪费。另一方面，不能实现信息共享，无法满足跨地区、跨部门应急联动和综合决策的需要。

2）从应急业务角度讲，目前开发的突发公共卫生事件应急管理系统各有侧重，或监测预警或应急响应或辅助决策，大都针对应急管理的个别环节，很少有建立在完整的应急管理业务流程基础之上，缺乏完整的业务逻辑标准。更为重要的是，突发公共卫生事件应急管理的关键是医院，但当前的研究大多缺乏与医院信息系统的对接。

3）从技术研究和应用角度看，目前突发公共卫生事件应急管理系统中 GIS 技术应用很多，但基于卫星和通讯网络的定位与导航技术研究较少，导致应急管理系统虽然及时获得了突发事件的预警或报警时间，却不能快速定位出事地点或不能快速到达出事地点开展救援行动，耽误了紧急事件的最佳救援时间，不能为医院急救提供有力支撑，造成不可挽回的损失。

4）在系统应用上，突发公共卫生事件应急管理系统只重视突发事件的应急处理，国家投资大量的人力物力建设，却不能很好地为公众的日常突发病等提供生活应用，造成资源浪费。

1.4　研究内容与方法

1.4.1　研究内容

本研究主要围绕医疗信息化背景下的医院急救新需求，在相关理论和国内外应急指挥与救治系统比较研究基础上，构建数字化急救一体化模式，并根据数字化急救一体化模式的需求，展开急救一体化系统的软件开发与部署，实现对突发公共卫生事件、急发病例的应急抢救，实现医院院前院内急救的集成，提高抢救成功率。主要内容框架如图 1-1 所示。

1.4.2　研究方法

从研究方法上，本研究主要采取理论研究和应用研究相结合的方法实现研究目标，具体叙述如下：

（1）理论研究方法

为了从理论上系统研究突发公共卫生事件数字化指挥与救治平台的目标、功能和总体框架，并融合现代数字化技术，项目组广泛查阅了国内外相关文献资料，形成了基于文献研究、对比研究、归纳与综合等研究方法为一体的研究方法体系，所阅文献的查阅范围包括专业书籍、研究报告、技术分析报告、相关平台建设技术文档、相关学术论文、学位论文、国内外专业期刊、专业组织网站、相关商业网站、期刊网站等，通过跟踪了解国内外学者对本研究进展及其实践应用状况，

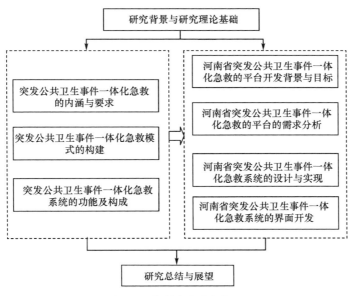

图 1-1　本研究内容框架

积累前人的相关研究成果，进行观点归纳与对比，为实现理论创新和更有效的实践应用奠定了基础。

（2）应用研究方法

本研究成果最重要的是进行实际应用，指导以医院为中心的突发公共卫生事件数字化指挥与救治平台的建设，因此，研究必须紧扣实际需求。项目组通过对政府主管部门、分管部门、医院相关主管领导、主管部门、关联部门、技术人员等多方面专家的调研，从用户的角度了解项目的技术水平、研究现状、存在问题等，确保项目研究的成果在具有较高的理论价值的同时不会偏离现实问题。通过多层面、多角度的深入调研，项目组深入了解了我国突发公共卫生事件应急指挥与救治系统发展的现状和问题，管理部门和使用部门及应急工作人员对现有系统的评价、对系统功能的需求，从而指导本书进行系统总体设计的介绍。

第2章
研究的理论基础

2.1 突发事件与公共卫生的内涵

2.1.1 公共卫生概念的界定与分析

公共卫生的内涵是随着社会经济的发展而变化的，对公共卫生的认识随着时间的发展、科技的进步及国家政治经济和人们意识形态的改变而改变。不同时代对公共卫生内涵和外延的界定往往不同，不同群体对于公共卫生的理解也不一样，即使是学术界，对于公共卫生的界定也不尽相同。一般认为，公共卫生服务是一种成本低、效果好的服务，但又是一种社会效益回报周期相对较长的服务。在国外，各国政府在公共卫生服务中起着举足轻重的作用，并且政府的干预作用在公共卫生工作中是不可替代的。许多国家对各级政府在公共卫生中的责任都有明确的规定和限制，以便更好地发挥各级政府的作用，并且有利于监督和评估。

目前，对"公共卫生"这一概念的定义主要有以下几种。

（1）温思络定义

公共卫生的概念最早是温思络（Winslow）在1930年提出的，认为公共卫生是通过有组织的社区努力来预防疾病、延长寿命和促进健康的科学和艺术发展。这些有组织的社区努力包括改善环境卫生、控制传染病、教育每个人注意个人卫生、组织医护人员为疾病的早期诊断和预防性治疗提供服务、建立社会机构来确保社区中每个人都能达到适于保持健康的生活标准。组织这些活动的目的是使每个公民都能实现其与生俱来的健康和长寿的权利。此定义在1952年被世界卫生组织采纳，并沿用至今。

温思络定义界定了公共卫生的范围，包括公共卫生的早期目标（控制传染病和环境卫生），以及当前越来越重要的健康促进、初级保健和社区卫生等工作。该定义明确指出了社会环境和健康的密切关系，并强调公共卫生的目的是保障每个公民都能享有健康长寿的人权。

（2）维寇定义

1960 年，英国实业家维寇（Geoffrey Vickers）在担任英国医学研究委员会主席期间，从疾病和科学价值观之间互动关系的角度重新定义了公共卫生的内涵。他认为，政治、经济和社会发展史上的里程碑都是在某些状况从"当然存在"转变为"不可容忍"的时候发生的。因此，公共卫生的历史同样也是不断地重新定义"不能接受的"的记录。此定义与温思络定义相似，都强调了社会参与和公共卫生的最终目的。

维寇定义强调科学和社会价值观之间微妙、动态的关系。社会对各种健康问题在不同时空条件下做出的不同反应取决于这些问题是否超越当时社会的容忍程度。当健康问题从社会"可容忍状态"转变为"不能接受"状态，社会就会采取集体行动，做出公共卫生反应。这个定义有助于我们理解为什么 2004 年全球对已存在多年的禽流感在亚洲流行做出不寻常的公共卫生反应。2003 年的 SARS 危机使全世界都看到公共卫生在社会和经济发展中处于举足轻重的地位，认识到预防重大传染病必须小题大做的重要意义，社会价值观的转变已经使对重大传染病的忽视成为一种社会不能接受的态度。禽流感可能导致人流感大暴发的科学事实和社会价值观的转变是全球防控禽流感公共卫生行动的重要原因。

（3）美国医学研究所定义

1988 年，美国科学院医学研究所（Institute of Medicine，IOM）在里程碑式的美国公共卫生研究报告《公共卫生的未来》中提出公共卫生的定义。IOM 报告把公共卫生的使命归纳为"通过保障人人健康的环境来满足社会的利益"。该定义强调各种影响健康的环境因素，明确公共卫生领域无所不包，以及公共卫生与社会、经济、政治和医疗服务不可分割的关系。该定义的前提是确保每个成员的健康是整个社会利益所在。这就意味着改善他人的健康环境和健康状况是我们自己的切身利益，这种"人人为健康，我为人人健康"的主张正是公共卫生的核心价值。从 IOM 定义中所反映的另外一个公共卫生核心价值是"保障"，保障人人享有健康环境。这就意味着要持续不懈地促进和保护每个人在健康和身心全面发展方面的利益。有一句非洲格言说："养育一个孩子需要全村人的付出。"随着城市化的进展，社会发生急剧变化，世界各地的时空距离在缩短，而人与人之间的隔膜却在增大。哪里是人们健康成长发展的村庄？公共卫生的作用就像是能为我们全体服务的一个村庄。无论是生活在西北地区的少年，还是生活在东南沿海开放城市的老人，无论是住在北京的白领经理，还是住在芝加哥的蓝领工人，公共卫生都应该是保障每个人远离疾病、伤害和残疾的铜墙铁壁。

IOM 报告还界定了公共卫生的范围，确定了公共卫生的 3 个核心功能：评价（assessment）、政策研究制定（policy development）和保障（assurance）。从某种意义来说，公共卫生的三大核心功能与医学中的诊断和治疗功能相类似。如果将人群或社区看成一个人，评价就类似于诊断，保障就类似于治疗。政策研究制定则是介于评价和保障之间的一个中间步骤，类似于诊断之后的治疗计划研究制定过程。这三大核心功能全面地明确了公共卫生该做什么。

（4）我国全国卫生工作会议的定义

在我国尽管有不少研究者对公共卫生的不同定义进行比较分析，但是并没有对公共卫生进行明确界定，政府对公共卫生的定义也没有特别明确。2003 年 7 月 28 日国家副总理吴仪在全国卫生工作会议上的讲话中提出：公共卫生就是组织社会共同努力，改善环境卫生条件，预防控制传染病和其他疾病流行，培养良好卫生习惯和文明生活方式，提供医疗服务，达到预防疾病，促进人民身体健康的目的。因此，公共卫生建设需要政府、社会、团体和民众的广泛参与，共同努力。其中，政府主要通过制定相关法律、法规和政策，促进公共卫生事业发展；对社会、民众和医疗卫生机构执行公共卫生法律法规实施监督检查，维护公共卫生秩序；组织社会各界和广大民众共同应对突发公共卫生事件和传染病流行；教育民众养成良好卫生习惯和健康文明的生活方式；培养高素质的公共卫生管理和技术人才，为促进人民健康服务。

吴仪的讲话针对 SARS 危机后中国各界对公共卫生认识不清的局面，明确提出公共卫生是整个社会全体成员预防疾病、促进身体健康的事业，强调公共卫生建设是一项社会系统的工程。吴仪讲话的内涵和温思绪定义基本上是一致的，这就从根本上解决了我国公共卫生体系建设与国际脱轨的问题。吴仪的讲话首次提出了政府对于公共卫生的有限责任概念，界定了政府在公共卫生方面的五大责任，并强调确定我国公共卫生建设的内容和重点必须从我国将长期处于社会主义初级阶段的基本国情出发，从我国公共面临的问题出发，吴仪的讲话对我国公共卫生体系建设和完善的影响不可低估。

综合比较上述关于公共卫生的界定，可以发现，各个定义都不同程度地强调了社会（或社区）的共同努力。而大部分定义将公共卫生与 3 个 P 联系起来，即预防疾病（prevention of diseases）、延长寿命（prolong life）和促进健康（promotion health），因此有研究者提出，公共卫生最简单的定义即 3 个 P。

（5）我国公共卫生服务的内容

就医学领域的分类而言，"公共卫生"一词的内涵还是比较清楚的，即针对社区或者社会的医疗措施，它有别于在医院进行的针对个人的医疗措施。比如，疫苗接种、健康宣教、卫生监督、疾病预防和疾病控制、各种流行病学手段等，当然并不是完全针对传染病而言的。

当经济学家（包括卫生经济学家在内）提到"公共卫生"一词时，他们并不完全是在指"公共卫生"的医学内涵，而是在说从经济学理论出发，应当由政府来支出的健康服务或手段。

根据卫生部《国家基本公共卫生服务规范（2011 年版）》中的描述，在国内开展的基本公共卫生服务为十一项，共分为三类。

一是针对全体人群的公共卫生服务任务，如为辖区常住人口建立统一、规范的居民健康档案；向城乡居民提供健康教育宣传信息和健康教育咨询服务。

二是针对重点人群的公共卫生服务，如为 0～36 个月婴幼儿建立儿童保健手册，开展新生儿访视及儿童保健系统管理；为孕产妇开展至少 5 次孕期保健服务和 2 次产后访视；对辖区 65 岁及以上老年人进行健康服务指导。

三是针对疾病预防控制的公共卫生服务，包括为适龄儿童接种乙肝疫苗、卡介苗、脊髓灰质炎疫苗等国家免疫规划疫苗；及时发现、登记并报告辖区内发现的传染病病例和疑似病例，参与现场疫点处理，开展传染病防治知识宣传和咨询服务；对高血压、糖尿病等慢性病高危人群进行指导，对确诊高血压和糖尿病患者进行登记管理，定期进行随访；对重性精神疾病患者进行登记管理，在专业机构指导下对在家居住的重性精神疾病患者进行治疗随访和康复指导。

2.1.2 突发事件的界定与分析

（1）突发事件的定义

突发事件这个概念是我国约定俗成的名词，不是外来词语一对一的翻译。从广义上讲，突发事件泛指一切突然发生的危害人民生命财产安全、直接给社会造成严重后果和影响的事件。狭义上，突发事件是指造成或可能造成死亡、疾病、伤害、财产损失或其他损失的意外事件。突发事件的起因大致可以分为天灾和人祸。地震、酷暑、洪水、疫情等都属于天灾，即自然灾害；而战争、恐怖袭击、爆炸、停水停电、社会冲突、重大交通事故等则属于人祸，专家也称其为"危机"。《国家突发公共事件总体应急预案》对突发事件的定义是"本预案所称突发公共事件是指突然发生，造成或者可能造成重大热源伤亡、财产损失、生态环境破坏和严重社会危害，危及公共安全的紧急事件"。

根据 2007 年 11 月 1 日起施行的《中华人民共和国突发事件应对法》规定，突发事件是指突然发生，造成或者可能造成严重社会危害，需要采取应急处置措施予以应对的自然灾害、事故灾难、公共卫生事件和社会安全事件。

（2）突发事件的特征

突发事件具有以下特征。

1）突发性和紧急性：突发事件必定是突然发生的，要求管理者迅速做出决策，调动和配置一切可得的资源进行应对，尽快控制事态，消除不利后果。例如，2011 年"3·11"日本大地震造成福岛核泄漏后，中国一些城市居民听信谣言，抢购食盐，国务院有关部门和地方政府及时正确引导，并调配资源进行应对，迅速果断地平息了抢购风波。当然，突发事件的突发性也是相对的，它往往是风险积累到一定程度、突破临界点后的突然暴发。因此，突发事件的应急管理特别强调预防为主。

2）严重性：突然事件造成的损害有直接损害和间接损害。这种损害不仅体现在人员伤亡、组织的消失、财产的损失和环境的破坏等方面，而且还体现在突发事件对社会心理和个人心理所造成的破坏性冲击，进而渗透到社会生活的各个层面上。

3）不确定性：从纵向上看，突发事件的发展态势和后果很难确定，可能会不断升级或延展，从人员伤亡、财产损失到对社会系统的基本价值和行为准则产生严重威胁等。从横向上看，由于风险的系统性和突发事件的"涟漪效应"（dimple effect），一种类型的突发事件可能相继引发多种类型的次生、衍生突发事件，或称为各类突发事件的耦合，造成复合性灾难。如果处置不及时或不当，会产生严重后果。例如，2008 年的"南方雪灾"就是一场复合性巨灾，低温雨雪冰冻引发停电和运输中断，造成大量旅客滞留，对正常的社会秩序造成威胁，党中央、国务院果断地提出"保交通、保供电、保民生"的要求，全国人民众志成城抗冰灾，终于把损失降到最小。

4）社会性：由于突发事件在事件、地点、危害程度、危害对象的不确定性，并受到人的社会性及其与经济、文化、宗教、科技等方面联系的影响，再加上新兴媒体的作用，因此突发事件所威胁和影响的不仅仅是特定人群的生命、财产安全和地域的社会生活与秩序，而且必将产生广泛的社会影响。

5）程序化和非程序化决策：在突发事件发展的不同阶段，决策行为表现也不同。常规性的突发事件一般采用程序化决策就能解决；对于非常规突发事件或当突发事件上升到紧急状态时，往往需要在信息、资源、时间非常有限的条件下采用非程序化决策来寻求"比较满意"的解决方案。例如，在 2008 年冰雪灾害导致交通严重受阻的紧急情况下，湖北省对常规应当封闭的高速公路采取了"高速公路，低速运行"的非常规策略，为了安全，警车还在前面带路。2010 年 6 月 11 日，马鞍山市花山区旅游局局长与行人发生口角纠纷，引发大规模群体性事件。马鞍山市委领导赶到现场后采取非程序化决策，对肇事者就地免职，及时平息了这起群体性事件。

（3）突发事件的分类

当今世界的突发事件类型多、范围广，从公共卫生、网络攻击到恐怖袭击，从交通安全到生产事故，影响人身安全、食品安全、生态安全、环境安全、国家安全和社会稳定的卫生、金融、政治、经济等公共突发事件时有发生，可能造成惨重损失和产生巨大影响，如 2008 年的"5·12"四川汶川大地震，有着 1300 多年历史的北川县城顷刻间变成了废墟。地震造成 69 176 人死亡、17 000 多人失踪。发生在 2008 年的三鹿奶粉事件，经全国医疗机构临床诊断，食用三鹿牌婴幼儿奶粉导致人体肾结石的患儿多达 1253 名，其中甘肃两名患儿死亡。2009 年 7 月 5 日新疆乌鲁木齐市发生打砸抢烧严重暴力恐怖犯罪事件。"7·5"事件中共有 1700 余人受伤、197 人死亡，其中，无辜死亡 6 人，事件中 184 辆车被严重烧毁，事件共导致 633 户房屋受损，总面积达 21 353 平方米，其中受损店面 291 家，被烧毁的房屋 29 户、13 769 平方米。

按照社会危害程度、影响范围等因素，结合中国的实际情况，根据突发事件发生过程、性质和机制，中国将突发事件划分为自然灾害、事故灾难、公共卫生事件和社会安全事件四大类，如表 2-1 所示。

表 2-1 突发事件的分类

类型	示例
自然灾害	水旱灾害、气象灾害、地震灾害、地质灾害、海洋灾害、生物灾害和森林草原火灾
事故灾难	工矿商贸等企业的各类安全事故、交通运输事故、公共设施和设备事故、环境污染和生态破坏事件
公共卫生事件	传染病疫情、群体性不明原因疾病、食品安全和职业危害、动物疫情，以及其他严重影响公众健康和生命安全的事件
社会安全事件	恐怖袭击事件、经济安全事件和涉外突发事件

（4）突发事件的分级

影响突发事件等级水平的要素主要有三个方面（表 2-2）：突发事件的客观属性、突发事件作用对象的承受力（脆弱性）和社会整体对突发事件的控制能力。对突发事件进行等级水平的评估，需要综合考虑这些要素来进行确认。

表 2-2　影响突发事件等级水平的要素

影响因素	示例	内容
突发事件的客观属性	自然灾害、事故灾难、公共卫生事件、社会安全事件	事件性质、产生原因、损失后果、影响范围
作用对象的承受能力	人群、设施、系统环境等	物理属性、心理属性、能力属性、影响严重程度
社会整体的控制能力	政府、社会、公共部门、私人部门	组织体系、应急预案的应急机制（预警预测、应急处置、恢复重建等）、政策保障

根据不同类型突发事件的性质、严重程度、可控性和影响范围等因素，《中华人民共和国突发事件应对法》将自然灾害、事故灾难、公共卫生事件分为特别重大、重大、较大和一般四级。同时，根据突发事件可能造成的危害程度、紧急程度和发展趋势，将可以预警的自然灾害、事故灾难和公共卫生事件的预警等级也划分为四个等级，并依次用不同颜色表明（图 2-1）。

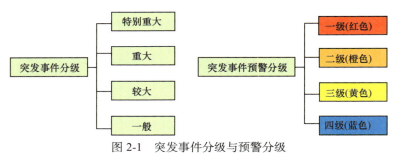

图 2-1　突发事件分级与预警分级

2.2　突发公共卫生事件的内涵与特征

2.2.1　突发公共卫生事件的概念与分类

（1）突发公共卫生事件的概念界定

一般来讲，突发公共卫生事件是由物理、化学、生物等因素造成的群体性急性发病事件，具有突发性、隐蔽性、群体性、恐惧性，会对社会造成巨大影响和伤害，直接关系到公众健康和社会安全。2003 年 5 月 9 日，国务院第 376 号国务院令公布的我国《突发公共卫生事件应急条例》将突发公共卫生事件定义为：突然发生、造成或者可能造成社会公众健康严重损害的重大传染病疫情、群体性不明原因疾病、重大食物和职业中毒，以及其他严重影响公众健康的事件，也指突然发生、造成或者可能造成严重社会危害，威胁人民健康，需要政府立即处置的危险事件。

并不是所有突然发生的卫生事件都称为突发公共卫生事件。突发公共卫生事件的界定有一定的依据，通常为：一般性（包括一般严重、比较严重）突发公共卫生事件，是指对人身安全、社会财产及社会秩序影响相对较小的突发公共事件，由事发地所属市、县级人民政府处置；相当严重突发公共卫生事件，是指对人身安全、社会财产及社会秩序造成重大损害的突发公共事件，由省人民政府处置；特别严重突发公共卫生事件，是指对人身安全、社会财产及社会秩序造成严重损害的突发公共事件，由省人民政府处置或者省人民政府报请国务院、国务院有关职能部门协调处置。

突发公共卫生事件具有可预见性差、波及面广、受影响或发病人数多、死亡率高、在较短时间内集中发生等特征。特别是进入新世纪之后，自然灾害、传染病流行、环境危害、食品药品安全事件、社会矛盾的偶然发生等引起的各类突发公共卫生事件，不仅对人民的健康和生命安全造成了极大伤害，也对经济发展和社会稳定构成了巨大的威胁。处于社会发展和经济发展转型期的我国，面临的突发公共卫生事件的压力很大。

突发公共事件不仅对社会及人民群众产生直接的影响，其所造成的间接损失同样不可忽视。比如事故灾害发生后，有更多人在各种突发事件中致病、致伤和致残，公众的生活节奏被打乱，公众心理也会受到巨大冲击，如汶川地震带来的精神伤害需要长达几十年才会逐步消除。另外由于突发公共卫生事件的发生而产生的救援、灾后恢复等需要大量的物力人力支持，将会对国家和地区的经济发展和社会发展造成一定的影响。因此，采取措施杜绝突发公共卫生事件的发生，或者是在突发公共卫生事件发生之初就能高效预警并采取有效措施将其控制在尽量小的范围内具有现实意义。

（2）突发公共卫生事件的分类

突发公共卫生事件强调的是一种紧急状态。紧急状态即"一种特别的、迫在眉睫的危机或危险局势，影响全体公民，并对整个社会的正常生活构成威胁"。因此，突发公共卫生事件必须是现实的或者是肯定要发生、威胁到人民生命和健康的安全、阻碍了国家政权机关正常行使权力、影响了人们的依法活动、必须采取特殊的对抗措施才能恢复秩序等的公共卫生事件，其影响范围不是个人或很小范围的人群，而是可能在大范围对较大人群规模产生较大影响。

根据紧急状态的原因，突发性公共卫生事件分为两类：一类是由自然灾害引起的突发公共卫生事件；另一类是由人为因素或社会动乱引起的突发公共卫生事件。

从发生原因上，通常可分为：

1）生物病原体所致疾病：主要指传染病（包括人畜共患传染病）、寄生虫病、地方病区域性流行、暴发流行或出现死亡；预防接种或预防服药后出现群体性异常反应；群体性医院感染等。

传染病肆虐人类历史数千年，曾造成世界性巨大灾难，尽管随着科技进步发明了抗生素及疫苗等药物和生物制剂，使传染病有所控制，但是目前传染病的发病率仍居全世界每年总发病率的第一位，其原因为：①一些被控制的传染病，如结核、疟疾等死灰复燃，卷土重来；②一系列新传染病相继出现，如艾滋病、埃博拉病等，对人类构成严重威胁；③特别是第一次、第二次世界大战期间和战后某些帝国主义国家，人为研制烈性传染病并用于军事战争，即生物战（或细菌战），给人类带来危害和恐慌。

目前，我国正处于工业化、城市化和人口老龄化阶段，公共卫生面临着许多新问题。最近几十年，世界上不断有新传染病出现，老传染病又卷土重来。有资料显示，全球发现的 32 种新传染病中，有一半左右已在我国出现。在我国，乙肝病毒携带者占世界总数的 1/3，结核患者占全球总数的 1/4，性病发病人数也在大幅增长。

2）食物中毒事件：是指人摄入含有生物性、化学性有毒物质后或把有毒有害物质当作食物摄入后所出现的非传染性的急性或亚急性疾病，属于食源性疾病的范畴。

我国卫生部发布的 2002 年全国重大食物中毒的数字显示，2002 年共收到重大食物中毒报告 128 起，其中 7127 人中毒、138 人死亡，重大食物中毒的发生次数和死亡人数比例最多，分别占总数的 44.5% 和 71.7%。

3）有毒有害因素污染造成的群体中毒：这类公共卫生事件因污染所致，如水体污染、大气污染、放射污染等，波及范围广。据统计，全世界每分钟有 28 人死于环境污染，每年有 1472 万人因此丧命。有毒有害物质所致的污染常常会对下一代造成极大的危害。

我国是生产、消耗臭氧层物质（ODS）最多的国家，二氧化硫的排放量居世界第二位，环境保护面临巨大压力。1998 年，全国一半以上的城市降水年均 pH 低于 5.6，酸雨在我国已呈燎原之势，覆盖面积已占国土面积的 30% 以上。根据世界卫生组织 1998 年公布的 54 个国家 272 个城市大气污染评价结果，大气污染最严重的 10 个城市中，我国占了 7 个。

日趋严重的环境污染影响着人民身体健康和社会经济的发展。据报道，在空气污染严重的北京，呼吸系统疾病在导致死亡的疾病中占第四位。

4）自然灾害：如地震、火山爆发、泥石流、台风、洪水等的突然袭击，会在顷刻间造成大批生命财产的损失、生产停顿、物质短缺，灾民无家可归，几代人奋斗创造的和谐生存条件毁于一旦，几十年辛勤劳动成果付诸东流，由此而加剧产生种种社会问题，并且还会带来严重的、包括社会心理因素在内的诸多公共卫生问题，从而引发多种疾病，特别是传染病的发生和流行。

由自然灾害引起的公共卫生问题是多方面的。如洪水淹没、房屋倒塌所致外伤，破坏生态环境，影响生态平衡，造成疫源地扩散，环境条件恶化，尤其是饮用水严重污染引起肠道传染病暴发流行，食物匮乏易致营养缺乏症及食物中毒，夏秋季节高温易发生中暑等。

5）意外事故引起的死亡：煤矿瓦斯爆炸、飞机坠毁、空袭等重大生产安全事故让我们感到震惊，一些生活意外事故也在严重威胁着人们的安全。这类事件由于没有事前准备和预兆，往往会造成巨大的经济损失和人员伤亡。有资料显示，在全球范围内，每年约有 350 万人死于意外伤害事故，约占人类死亡人数的 6%，是自然死亡以外人类生命与健康的"第一杀手"。

6）不明原因引起的群体发病或死亡：这类事件由于系不明原因所致，通常危害较前几类要严重得多。该类事件发生的原因不明，公众缺乏相应的防护和治疗知识。同时，日常也没有针对该事件特定的监测预警系统，使得该类事件常常造成严重的后果。此外，由于原因不明，在控制上也有很大的难度。

2.2.2　突发公共卫生事件分级标准

根据国家突发公共卫生事件应急预案，依据突发公共卫生事件性质、危害程度、涉及范围，突发公共卫生事件可划分为特别重大（Ⅰ级）、重大（Ⅱ级）、较大（Ⅲ级）和一般（Ⅳ级）四级，依次用红、橙、黄、蓝进行预警标志。

突发公共卫生事件分级标准如表 2-3 所示。

表 2-3　突发公共卫生事件分级标准

突发公共卫生事件等级	分级标准
特别重大（Ⅰ级）	（1）肺鼠疫、肺炭疽在大、中城市发生并有扩散趋势，或肺鼠疫、肺炭疽疫情波及 2 个以上省份，并有进一步扩散趋势 （2）发生传染性非典型肺炎、人感染高致病性禽流感病例，并有扩散趋势 （3）涉及多个省份的群体性不明原因疾病，并有扩散趋势 （4）发生新传病或我国尚未发现的传染病发生或传入，并有扩散趋势，或发现我国已消灭的传染病重新流行 （5）发生烈性病菌株、毒株、致病因子等丢失事件 （6）周边及与我国通航的国家和地区发生特大传染病疫情，并出现输入性病例，严重危及我国公共卫生安全的事件 （7）国务院卫生行政部门认定的其他特别重大突发公共卫生事件

突发公共卫生事件等级	分级标准
重大（Ⅱ级）	（1）在一个县（市）行政区域内，一个平均潜伏期内（6 天）发生 5 例以上肺鼠疫、肺炭疽病例，或者相关联的疫情波及 2 个以上的县（市） （2）发生传染性非典型肺炎、人感染高致病性禽流感疑似病例 （3）腺鼠疫发生流行，在一个市（地）行政区域内，一个平均潜伏期内多点连续发病 20 例以上，或流行范围波及 2 个以上市（地） （4）霍乱在一个市（地）行政区域内流行，1 周内发病 30 例以上，或波及 2 个以上市（地），有扩散趋势 （5）乙、丙类传染病波及 2 个以上县（市），1 周内发病水平超过前 5 年同期平均发病水平 2 倍以上 （6）我国尚未发现的传染病发生或传入，尚未造成扩散 （7）发生群体性不明原因疾病，扩散到县（市）以外的地区 （8）发生重大医源性感染事件 （9）预防接种或群体性预防性服药出现人员死亡 （10）一次食物中毒人数超过 100 人并出现死亡病例，或出现 10 例以上死亡病例 （11）一次发生急性职业中毒 50 人以上，或死亡 5 人以上 （12）境内外隐匿运输、邮寄烈性生物病原体、生物毒素，造成我国境内人员感染或死亡的 （13）省级以上人民政府卫生行政部门认定的其他重大突发公共卫生事件
较大（Ⅲ级）	（1）发生肺鼠疫、肺炭疽病例，一个平均潜伏期内病例数未超过 5 例，流行范围在一个县（市）行政区域以内 （2）腺鼠疫发生流行，在一个县（市）行政区域内，一个平均潜伏期内连续发病 10 例以上，或波及 2 个以上县（市） （3）霍乱在一个县（市）行政区域内发生，1 周内发病 10～29 例或波及 2 个以上县（市），或市（地）级以上城市的市区首次发生 （4）一周内在一个县（市）行政区域内，乙、丙类传染病发病水平超过前 5 年同期平均发病水平 1 倍以上 （5）在一个县（市）行政区域内发现群体性不明原因疾病 （6）一次食物中毒人数超过 100 人，或出现死亡病例 （7）预防接种或群体性预防性服药出现群体心因性反应或不良反应 （8）一次发生急性职业中毒 10～49 人，或死亡 4 人以下 （9）市（地）级以上人民政府卫生行政部门认定的其他较大突发公共卫生事件
一般（Ⅳ级）	（1）腺鼠疫在一个县（市）行政区域内发生，一个平均潜伏期内病例数未超过 10 例 （2）霍乱在一个县（市）行政区域内发生，1 周内发病 9 例以下 （3）一次食物中毒人数 30～99 人，未出现死亡病例 （4）一次发生急性职业中毒 9 人以下，未出现死亡病例 （5）县级以上人民政府卫生行政部门认定的其他一般突发公共卫生事件

2.2.3 突发公共卫生事件的特征

概括地讲，突发公共卫生事件应当具备以下几个特征。

（1）突发性

突发公共卫生事件多为突然发生，且具有不确定性。虽然突发公共卫生事件存在着发生征兆和预警的可能，但依据当前的技术手段和监测方法往往很难对其做出准确预测和及时识别，甚至事先没有预兆，难以做出能完全避免此类事件发生的应对措施。一般情况下，突发公共卫生事件的确切发生时间和地点是不可预见的，如各种恐怖事件、自然灾害引起的重大疫情和食物中毒等。其次是突发公共卫生事件的形成常需要一个过程，开始时其危害范围和程度较小，对其蔓延范围和发展速度、趋势和结局很难预测。但难以预测并不等于不能预见，随着科学技术的发展，某些自然灾害的预报准确率正在逐步提高，由于自然灾害引起的公共卫生事件的发展规律也在逐步被掌握；随着公共卫生体制和预警机制的不断健全和完善，更多的突发公共卫生事件是有可能预料或预见的，可以有计划地应对。这也是各个国家加强突发公共卫生事件预警的基本出发点。

（2）群体性

突发公共卫生事件并非仅仅影响少数人的健康，而是牵涉较大范围内的较大群体或者是广泛的社会群体，尤其是对儿童、老人、妇女和体弱多病者等特殊人群的影响更加突出。例如，甲型 H1N1 流感，截至 2010 年 3 月 31 日，全国 31个省份累计报告甲型 H1N1 流感确诊病例 12.7 余万例，其中境内感染 12.6 万例，境外输入 1228 例，已治愈 12.2 万例，在院治疗 4859 例，居家治疗 46 例，死亡800 例。

（3）时间分布各异

人为原因引起的突发公共卫生事件的事件分布无规律；由自然原因导致的灾害，尤其是气象灾害的时间分布常呈一定的季节性，如洪水多发生在春夏两季，而雪灾一般只会在冬季发生。

（4）地点分布各异

地震多发生于地壳板块交界处；水灾多发生于临近湖海、地势低平的圩区；职业事件常发生在安全保障不力的作业区；而食物中毒和流感暴发可发生在任何地区。不同性质的突发公共卫生事件的地点分布极不相同。

（5）多样性

突发公共卫生事件的种类呈多样化，主要包括：细菌、病毒、不明原因引起的群体性疾病；有毒有害因素污染环境造成的群体中毒；急性职业中毒；各种自然灾害及生物、化学、核辐射事件等。

（6）高频化

从我国来看，突发公共卫生事件高频化发生主要有四个原因：第一，我国社会经济制度处于转型时期，国家对公共卫生事业投入的不足导致了各种预防措施严重缺乏，公共卫生医疗体制不能适应时代发展的需要；第二，我国是世界上少数多灾国家之一，又是发展中大国，近年来许多地方只注重经济发展，而忽视了对生态环境的保护，导致各种由于环境破坏而产生的突发公共卫生事件频发；第三，一些病原体的变异导致了新发传染病、再发传染病及不明原因疾病、人畜共患病的频繁发生，抗生素药物的滥用使病原体产生了耐药性，使得本可以在小范围得到控制的某些疾病具有较大范围流行的可能性；第四，有毒有害物质滥用和管理不善导致化学污染、中毒和放射事故等逐年增多。

（7）社会危害严重

突发公共卫生事件往往影响严重、涉及范围广，常导致大量伤亡和危害居民的身心健康，主要表现为发病人数多或病死率高，甚至在较长时间内对人们的心理产生影响；还会破坏交通、通讯等基础设施，造成巨大的财产损失；甚至还可以扰乱社会稳定，影响政治、经济、军事和文化等诸多领域。有时还伴有后期效应（如放射事故），像前苏联切尔诺贝利核电站事故和日本福岛核泄漏对人类健康造成的危害短时间内难以消除。

（8）国际互动性

伴随着全球化进程的加快，突发公共卫生事件的发生具有一定的国际互动性。经济全球化在人员物资大流通的同时，也带来了疫情传播的全球化。一些重大传染病可能通过交通、旅游、运输等各种渠道向国外进行远距离传播，如 H5N1 禽流感，不仅在中国内地的湖南湘潭县、安徽天长、青海刚察都发现了疫情，而且在泰国、瑞典、俄罗斯、英国、希腊、罗马尼亚等国家都先后出现了禽流感疫情。

（9）应急处理的综合性

突发公共卫生事件的发生和应急不仅仅是一个公共问题，往往涉及社会诸多方面，是一个社会问题。因此，突发公共卫生事件的应急处理必须由政府统一指挥、综合协调，需要各有关方面，乃至全社会成员的通力协作、共同努力，方能合理妥善处理，将其危害降到最低程度。例如，2008 年 1 月的雪灾、"5·12"汶川8.0 级大地震、"4·14"青海玉树地震都需要全社会各个部门的共同努力配合，才能有效地遏制自然灾害的蔓延，避免灾害衍生出一系列后续灾难。

2.2.4　突发公共卫生事件的危害

突发公共卫生事件的形成因素比较复杂，趋势也越来越严峻，而且越来越呈现出高频化、全球化的特点，造成的危害日益严重。概括起来讲，突发公共卫生事件造成的危害主要有以下几点。

（1）对人类生命健康的威胁

突发公共卫生事件对人类的生命和健康构成严重威胁。20 世纪约有 350 万人死于自然灾害。据不完全统计，由自然灾害和人为事故所造成的死亡人数列居死因顺位的前 5 位。加上由疾病暴发引起的死亡，突发公共卫生事件导致的总死亡数可列居死因顺位的前 3 位。另外，每年有许多人在各种突发公共卫生事件中致病、致伤和致残。

（2）造成心理伤害

突发公共卫生事件在伤害人类躯体的同时，也伤害了人类的心理。灾难的来临、事件的发生、疾病的暴发对于受害者和旁观者的心理都是一种强烈的刺激。严重的突发公共卫生事件，特别是各种灾难过后，必然也有许多人产生焦虑、神经症和抑郁等精神神经症状，甚至会引起精神疾病的产生。

（3）对社会其他方面的影响

突发公共卫生事件可以彻底毁坏居民的房屋，剥夺家庭成员的生命，破坏基础设施，妨碍医疗机构提供正常的医疗健康服务，学校和其他公共场所也有可能在突发公共卫生事件中倒塌或被紧急封闭，最终使得社区功能被削弱，社会秩序和居民的正常生活被打乱，阻碍社会的稳定和发展。

（4）造成经济损失和影响经济发展

突发公共卫生事件可以使一个地区、国家，乃至全球的经济受到影响。突发公共卫生事件的处理需要高昂的医疗费用，伤亡和病患所造成的劳动力损失也无形地阻碍着经济的复苏。传染病暴发地区的畜牧业、林业、水产业、旅游业、运输业等行业都有可能受到强烈冲击，最终可能导致经济瘫痪。瑞士再保险公司在苏黎世宣布，2001 年全球发生的人为和自然灾害造成了 1150 亿美元经济损失，其中最严重的首推美国的"9·11"恐怖袭击事件，该事件造成 190 亿美元的物质和经济损失，如果加上民事责任和人寿保险，损失可能高达 770 亿美元。

（5）造成环境危害

如地震后大量有害物质散落在外环境中、火灾后产生了污染空气的烟尘、人为事故导致有毒物质的释放、传染病暴发后病原体污染环境等。1989 年，阿拉斯加海岸边一艘载有 24 万吨原油的巨轮触礁，原油从船体缺口漏出，污染了 1300 千米的海岸，2.6 万只海鸟死亡，海豹、海狮和鲸鱼也大量死亡，当地生态环境遭到空前破坏。

随着全球人口的不断增多、环境污染的不断严重，突发公共卫生事件的发生频率将越来越高；随着高新科学技术的应用和城市化步伐的加快，人类对外物的依赖程度日益增加，在突发公共卫生事件面前变得更加脆弱。因此，加强对突发公共卫生事件的研究意义深远。

2.3 突发公共卫生事件的理论阐释

2.3.1 社会燃烧理论

"社会燃烧理论"是社会物理学中的一个理论，由牛文元院士提出。该理论指出，自然界中的燃烧现象既有物理过程，也有化学过程。燃烧具备三个基本条件，即燃烧材料、助燃剂和点火温度，缺少其中任何一个，燃烧都不可能发生。社会物理学家应用该项原理，将社会的无序、失稳及动乱与燃烧现象进行了合理的类比：①引起社会无序的基本原因，即随时随地发生的"人与自然"关系的不协调和"人与人"关系的不和谐，可以视为提供社会不稳定的"燃烧物质"；②一些媒体的误导、过分的夸大、无中生有的挑动、谣言的传播、小道消息的流行、敌对势力的恶意攻击、非理性的推断、片面利益的刻意追逐、社会心理的随意放大等，相当于社会动乱燃烧中的燃烧"助燃剂"；③具有一定规模和影响的突发性事件通常被刻意作为社会动乱中的导火线或称"点火温度"。通过以上三个基本条件的对应分析，将社会稳定状况纳入到一个严格的理论体系和统计体系之中。

突发公共卫生事件多为突然发生，但危机的产生却不是偶然的，不管天灾还是人祸都有其产生的深层原因。根据社会燃烧理论，危机事件的发生实际上就是社会系统由有序向无序发展，从初始状态量变到质变，最终暴发突发公共卫生事件的过程。当可能引发外部干扰和内部矛盾的"人与自然"、"人与人"之间的关系达到充分平衡和完全和谐时，整个社会处于"理论意义上绝对稳定的极限状态"。这时只要发生任何背离上述两大关系的平衡，都会给社会稳定状态带来不同程度的"负贡献"，形成社会动乱的"燃烧物质"，当此类"燃烧物质"的量与质积累到一定程度，在错误的舆论导向推动下，将会形成一定的人口数量密度和地理空间规模。此时，在某一"点火温度"的激励下，即会发生"社会失衡、社会失序或社会失控直至社会崩溃"的突发性危机事件。

事实上，突发公共卫生事件的发生除一些特殊的人为因素外，基本上是不可避免的，例如，肆虐人类数千年的传染病，短时间内无法从根本上消除这类病菌的危害。随着人类社会的进步，会把这类疾病控制在最小的范围之内，就像天花病毒，除了世界卫生组织的实验室还保存有研究用的天花病毒标本外，天花病毒已从地球上"消失"。但是随着人类活动范围的加大，人类入侵野生动物的活动领地，许多存在于野生动物身上的病毒不断出现，如 SARS 病毒、甲型 H5N1 禽流感病毒等。社会的发展伴随着环境的破坏，各种有毒有害污染造成的群体性中毒逐渐增多，像我国大多数城市出现的雾霾现象，或多或少会对人类的健康造成危害。自然灾害在近些年也出现逐渐增多的趋势，这些都是突发公共卫生事件暴发的潜在"燃烧物质"，在一定的条件下会转化成造成重大社会危害的突发公共卫生事件。

近年来，突发公共卫生事件的防治工作取得了令人瞩目的成就，但由于公众预防意识淡薄、缺乏预防机制，与发达国家相比，我国公共卫生经费投入相对不足，虽然近些年来不断对基层预防机构进行改革，但在机构、能力、队伍建设上仍然存在很多不足之处，加上市场监管、宣传力度和信息网络的建设不够健全，在发生突发公共卫生事件时，相当于突发公共卫生事件暴发时的"助燃剂"。具有一定规模和影响的公共卫生事件是突发公共卫生事件发生时的"点火温度"，在"燃烧物质"和"助燃剂"的质和量积累到一定程度时，将会形成对社会造成重大危害的突发公共卫生事件。

上述理论研究给我们建立和完善突发公共卫生事件应急救治机制一个重要启示：在日常治理时，尽可能地消除"燃烧物质"的产生，在源头上降低突发公共卫生事件发生的可能，在危机发生之时制定定行之有效的方案，并及时总结、修正调整，加大对公共卫生的投入，建立行之有效的预警机制；在突发公共卫生事件暴发时，以最快的速度进行处理，将其造成的危害降低到最低。

2.3.2 突发公共卫生事件应急管理相关理论阐述

（1）突发公共卫生事件应急管理的内涵

应急管理是针对各类突发公共卫生事件，从预防到应急准备、监测与预警、应急处置与救援到事后恢复与重建等全方位、全过程的管理。应急管理是个复杂、开放的系统工程。

从管理主体来看，应急管理是社会管理的重要内容，强调"政府主导，社会参与"。例如，在 2008 年汶川大地震中，中国政府组织了高效地应急救援和"对口支援"，大量的非政府组织（NGO）和志愿者也积极配合政府参与应急救援与灾后重建，创造了抗震救灾的伟大胜利。

从管理客体上讲，应急管理强调对突发公共卫生事件的综合管理。其中，应急管理应包括突发公共卫生事件的预防与应急准备、监测与预警、应急处置与救援、事后恢复与重建四个过程，使突发公共卫生事件的应急管理工作贯穿于各个过程，并充分体现"预防为主、常备不懈"的应急管理理念。

（2）突发公共卫生事件应急管理理论的外延

应急管理重在思想而不是手段，应急管理活动既要按照突发公共卫生事件自身发展过程（又称生命周期），采取防范、识别、处理、善后等管理活动和手段，又要按照一般管理职能过程要求，从危机分析、计划、组织、指挥、领导、决策、沟通、控制与监督等管理职能方面进行应急管理的职能体系构建。应急管理是管理者高度关注的一个管理因素，手段只是管理工具，管理思想和理论基础则要遵循一般管理学的理论与逻辑。否则在实际应急管理过程中，就会产生本末倒置的情况，即手段代替思想，重视部分忽略总体的"管理近视症"，难以建立长效的应急管理运作体制和反应机制。

"预防为主、预防与应急相结合"是中国应对突发公共卫生事件的基本方针。突发公共卫生事件对组织内部的平衡产生着巨大的威胁或损害，所以对于突发公共卫生事件应力争将其控制在萌芽和苗头之中，即以预防为主，这是最主动、积极的应急管理态度。对于已经发生的突发公共卫生事件，则要抓住机会和条件，尽快、科学地处理，扭转突发事件发展态势，力争使突发事件持续时间最短、损害最小。

按照应急管理理论，政府在突发公共卫生事件应急管理中要做到位：一是有效预防突发公共卫生事件的发生。加强突发公共卫生事件应急管理，并进行预测和预防工作，尽可能防止其发生。二是控制突发公共卫生事件的扩散蔓延。一旦发生突发公共卫生事件，必须积极做好应急管理。无论是传染病的暴发流行，还是不明原因群体性疾病或者是重大食物中毒与职业中毒发生后，都要迅速、有效地控制事态的扩大，特别是传染病暴发流行，控制疫情的扩散蔓延是其首要的任务。而控制扩散的关键则是控制传染源、切断传播途径和保护易感人群。三是紧急救治在突发公共卫生事件中受害的公众。四是增强社会公众的健康意识。增强社会公众讲究卫生、促进健康的意识，改变那些长期形成的不讲卫生的习惯和不良的生活方式，形成"讲究卫生，从我做起"的良好社会风尚，人人都重视健康促进，积极开展体育锻炼和有益健康的文化娱乐活动，保护环境，减少污染，使社会经济可持续发展的观念深入人心，并逐渐见诸行动，促进国家公共卫生事业的和谐及可持续发展。

2.3.3 公共管理理论和突发公共卫生事件

公共管理是对公共事务的管理，其目的是维护公共利益，为公众群体服务，其内容包括公共政策和项目的制定，公共资源的组织、协调和控制，公共物品的合理利用和监管，提供公众需要的社会服务等。公共管理的绩效目标最终归结为提高公众的生活质量。

公共管理的职能表现：提供经济基础，提供公共商品和服务，协调和解决团体冲突，维护竞争，保护自然资源，为个人提供最低生活保障，保持经济稳定。制定公共政策是公共管理一项重要的内容。公共政策是指政府依据特定时期的目标，在对社会公共价值进行选择、综合、分配和落实的过程中所制定的行为准则。广泛地说，公共政策是政府在处理问题时采取的有目的的行动过程。社会的公共政策系统对社会的存在、运行和发展起着引导、协调、控制、分配的作用。制定与实施公共政策正是针对由社会利益矛盾而引发出来的社会公共问题去确立一定的行为准则，凭借这些准则规范和指导人们的行为，从而改变社会的人力、物力、财力等资源在空间的分布与时间流动上的配置，对社会过程的发展方向、速度、规模进行约束，使社会生活中基于利益的、复杂的、相互冲突的行为被有效地纳入到统一的轨道上来，保证社会形成合理的秩序，并依据某种既定的目标前进。而突发公共卫生事件所具有的复杂性和灾后恢复及重建的艰巨性，迫切需要政府出面来制定公共政策，对社会进行引导、协调、控制和分配。

公共管理理论强调对政策执行效率的监督管理，按照公共政策目标所确立的监督管理标准，发现、收集和分析政策执行行为与标准行为之间偏差的信息，采取必要的措施，及时纠正一切违反政策执行要求或有悖于政策目标的错误行为，增强政策执行的透明度，以保证政策执行活动的高效进行。在应对突发公共卫生事件应急处理工作中，各职能部门能否高效履行职责，需要专门的监督管理机构的专业监督及社会团体、传媒、群众自治组织及公民的社会监督，确保各项措施落实到位。

公共管理还强调公共人力资源管理，使公共组织的每个成员积极、敬业地工作在最适合的岗位上，使公共组织的每个工作岗位都有最适合的人员在努力工作，不断发掘、培养和保持公共组织的优秀人才，开展公共人力资源规划、公共人力资源获取、公共人力资源开发、纪律与奖惩等工作。对于应对突发公共卫生事件来说，一支训练有素的应急医疗救治队伍和一支"拉得出、打得响，呼之能来，来之能战，战之能胜"的疾病预防控制队伍是必不可少的。

2.3.4　公共产品理论

P. A. 萨缪尔森在其发表的《公共支出的纯粹理论》一文中指出，纯粹的公共产品指的是这样的物品或劳务，即每个人消费这种物品或劳务不会导致别人对该种物品或劳务消费的减少。即对于任何一个消费者来说，个人消费所支配的公共产品数量实际上是该公共产品的总量，这也就是说公共产品在消费者之间是不能够被分割的。公共产品具有两个特征：消费的非竞争性，即增加一个人消费该产品并不导致成本上升；非排他性，即排除任何人对该产品的消费需花费较大的成本。清洁的空气是非排他性的例子：即使某些人为防止空气污染而付出了代价，也不可能把那些没有为此付钱的人排除在呼吸清洁空气的利益之外，他们被诱使为靠别人付费的"免费乘客"，清洁空气的生产者也难于为自己提供的服务收取费用。清洁空气也是非竞争性消费品的一个例子：一个人呼吸了空气，并不导致其他人空气供给的减少。这也就是说，即使能让"免费乘客"呼吸不清洁的空气以示惩罚，从经济上来说，这也是没有效率的。如果在边际上，一物可无花费而取得，那么，就应该免费供应此物才见实效。

一般来说，非排他险较高、使用边际成本较低的"纯"公共产品，主要应由公共部门提供；排他比程度较高、使用成本较高、接近非公共性质的产品，应主要由市场或私人部门提供。首先，市场不能满足公共物品的有效供给。若由市场来提供这种物品就会造成成本和收益的外部化即出现了或正或负的外部性问题，表现为不能保证只有承担费用的人才能获得该物品，市场的交换制度就不起作用了。另外，在经济发展过程中，一些投资金额大、回收周期长、经济效益低，同时对国计民生具有重大影响的项目，如果只是通过市场来供给，同样不能满足日益增长的需求。其次，从外部效应问题来看，布坎南曾给外部效应下的定义是：只要某一个人的效应函数所包含的变量是在另一个人或厂商的控制下，则外部效应存在。这种外部性对消费者和生产者都会产生影响。似乎外部性能够通过双方的讨价还价来解决，但是当交易成本存在时，外部性则被视为市场失灵的根源。从我国经济运作的实际来看，这种交易成本往往是很大的。因此，政府公共部门要承担起那些投资规模大、资金回收期长而又是对经济发展起重大影响作用的项目，如国防建设、教育、医疗卫生、南水北调、西电东送、西气东输、三峡工程等。这样，既解决了市场不能提供公共物品的有效供给问题，保证了国民经济正常运行；同时，政府在投资过程中还可以解决相当一部分下岗工人的再就业问题，也可以带动其他相关产业的投资和生产，从而推动经济的繁荣。

按照上述理论，加强对突发公共卫生事件的应急管理是政府义不容辞的责任，即政府要在其位、谋其政。首先，突发公共卫生事件具有突发性，即突然发生、突如其来，它所危及的对象不是特定的人，而是不特定的群体，所有事件发生时在事件影响范围内的人都有可能受到伤害，具有公共卫生的属性。公共卫生属于典型的公共产品，公共卫生领域市场介入的可能性很小，即使有私人资本进入，提供量也很小，并且一旦发生公共风险仍要由政府承担。其次，突发公共卫生事件应急管理是一个复杂的系统工程。应对突发公共卫生事件不是哪一个单位、哪一个社会团体所能够独立完成的。无论是在技术设备上，还是在经济资助方面，都需要全社会共同参与，并且需要一个完善健全的应急体系，包括组织机构、网络信息、试验研究、应急队伍、支持系统、法规建设、教育培训、国际合作等部门。再次，突发公共卫生事件具有很强的外部经济效应。突发公共卫生事件一旦发生，将会对公众健康与生命安全、社会经济发展、生态环境等造成不同程度的危害，这种危害既可以是对社会造成的即时性严重损害，从发展趋势看也可以是对社会造成的影响。

第3章
突发公共卫生事件指挥与救治的内涵与基本要求

3.1 突发公共卫生事件指挥与救治的内涵

3.1.1 突发公共卫生事件指挥与救治的定义

突发公共卫生事件指挥与救治是整个突发公共卫生事件应急管理体系中的一个重要环节，是集应急指挥与救治为一体的应急处理行动，也是突发公共卫生事件应急管理中最具技术含量、对事件处理结果影响最为突出、发生过程不可逆转的核心环节。典型的突发公共卫生事件指挥与救治流程如图3-1所示：当有突发公共卫生事件发生时，在接到相关部门指令后，医院根据应急预案，通过迅速成

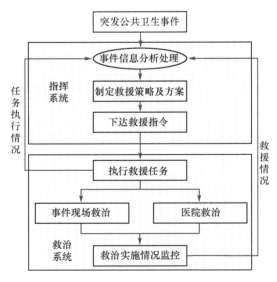

图3-1 突发公共卫生事件指挥与救治流程

立应急指挥团队和指挥中心，研究制定应急指挥方案并有效地传达给各个机构和人员，同时在短时间内配齐人员、物资和能源，组建医疗救治团队，通过指挥中心的指挥与协调，各组织之间有效配合，快速完成突发公共卫生事件救援工作的行动。

3.1.2 突发公共卫生事件指挥与救治的内涵分析

突发公共卫生事件指挥与救治是一个统一有效的整体行动，应急指挥贯穿于医疗救治的整个过程中，救治过程如果没有统一有效的指挥作引导，就会杂乱无章、毫无秩序。同样，为了达到快速救援的效果，应急指挥也需要专业技术强、道德素质高、训练有成的医疗救治团队来执行救治任务。突发公共卫生事件的指挥和救治相辅相成、缺一不可。指挥是手段，而救治是面对突发公共卫生事件的最终目的。

（1）指挥活动

突发公共卫生事件指挥活动是整个应急管理体系建设中的重要基础，它在平时应急管理和事件突发后的应急响应过程中都将发挥必不可少的保障作用。应急指挥系统服务于应急管理的全过程，包括预防、准备、响应和恢复四个主要阶段，这四个阶段是一体和连续的动态过程，只有功能的连接过渡，没有明显的区间界限，相互咬合成高效、集成、动态互动的应急处置全过程。应急信息系统的信息链是连接各项应急活动的纽带，对不同阶段的应急管理都能提供快速、高效和安全的保障。从功能上讲，突发公共卫生事件指挥中心应做到让指挥团队可以便捷地进行信息动态收集、数据综合处理、情景全面分析、快速决策、命令发布及联合调度。

在突发公共卫生事件发生时，承担主要应急处置任务的医院应根据事件级别与应急预案建立不同级别的应急反应领导指挥小组。其主要职责是构建合理有效的（管理）组织结构，规定各级各类组织的人员组成、职责或任务；确定医院自身应对重大突发公共卫生事件的预警等级及管控水平；制定应急预案；对监测预警体系上报的信息进行决策；启动应急处置与分配应急资源；应急活动与救治活动的协同开展等。一般而言，大型区域性中心医院承担着区域内突发公共卫生事件应急处理和救治的主要责任，须在应急反应领导小组下设应急反应办公室，负责日常事务的管理；成立专家技术顾问组，负责制定应急反应预案，对可能发生的重大突发卫生事件进行分析和预测等。

（2）救治活动

突发公共卫生事件医疗救治活动是整个应急管理过程中的主要阶段，它是在各种预防与准备的前提下，经过统一、系统指挥采取的响应措施，主要目的是快速有效地救治病人、减少伤亡和防止突发事件的进一步扩散。主要分为院内组织救治、院外组织救治、院外至院内组织救治三种情况。救治阶段包括现场救治和远程协助救治两个部分。当前，基于信息化技术的广泛应用，通过建立覆盖应急医疗队、应急医院、后方医院的各个层次的立体全方位应急救治管理平台，形成各个级别的应急救治过程管理、应急数据管理、药品物资管理等，辅以新型救护医疗设备的应用，使得现场救治能力得到大幅度提高，并初步实现了院前急救与院院内急救的协同。

医疗救治是各项突发公共卫生事件处置措施的落脚点，是衡量突发公共卫生事件响应质量的核心领域，建立高效、协同、科学的突发事件医疗救治系统是保障医疗救治的前提。突发公共卫生事件医疗救治系统也是由各单位协同参与的、硬件体系和软件体系相互作用的、面向成功救治的集成体系，包括建立医疗救治诊疗工作流程及制度，确保应急状态下的高效、有序救治活动的开展；建立药品器械保障系统，使应急状态下的药械保障畅通无阻，支撑医疗救治活动的顺利实施；明确专科门诊、急救转运的流程及紧急情况下的外派支援方案，特别是在应急状态下的医护资源协调；高效完成医疗信息的双向沟通，确保各项医疗活动得到充足的医疗信息的支撑等。医院需要通过内部各个团队的密切配合、协调一致，同时与外部其他救援组织一起共同应对突发公共卫生事件，才能做好突发公共卫生事件的医疗救治工作。

3.1.3　突发公共卫生事件指挥与救治的特征

突发公共卫生事件指挥与救治包括两个过程，其中突发公共卫生事件指挥主要包括两大部分，即信息汇集与分析、指挥协调与过程控制；医疗救治则分为院内、院外及院外至院内过程三个方面的救治活动。根据突发公共卫生事件的特征和指挥活动与救治活动的属性，突发公共卫生事件指挥与救治包括以下几个特征。

（1）信息搜集的全面性和分析的时效性

突发公共卫生事件是突然发生的公共卫生事件，必须依靠高效的数据收集系统、强大的数据处理与分析系统才能保证在短时间内进行合理地指挥与有效地救治。信息汇集和分析是通过各种技术和非技术的手段实现对突发公共卫生事件信息的获取、查询、分析和展现等，为领导指挥和控制提供各类有价值的信息依据，指挥控制则是在信息汇集和分析的基础上，指挥小组通过营救指挥控制系统和机制，进行命令的下达和指挥，实现对突发公共卫生事件的控制工作。突发公共卫生事件一般涉及大量人群的人身安全和生命健康，信息收集与分析的全面性、时效性是应急处理的前提。

（2）指挥决策的准确性和实施的一致性

突发公共卫生事件应急处理的关键步骤在于决策指挥的快速准确及贯彻实施的统一。指挥小组通过对分析处理后的信息进行讨论，迅速制定适当的指挥救治方案，包括出动架构合理的医疗救治团队、提供有效的物资保障，以及进行信息反馈等各项措施。各个行动单位也要严格按照指挥救治方案进行，从而保证救治行动的有序进行。现场指挥也要与总部指挥进行高效地信息互通，确保现场信息和后方信息的高效互动，提高后续处置流程的科学性。

（3）救治机构稳定性和机动性相统一

突发公共卫生事件发生时或发生后，承担任务的医院需即刻建立专业指挥与救治机构。通常情况下，依托单个医疗机构的有限的专业救治团队不足以应对大规模的救治活动，在这种情况下，由一定的大型医疗机构牵头，其他医疗机构迅速抽组成立临时应急医学救援力量，并在最短的时间内完成集结，奔赴事发地点，配合专业救治机构开展工作。当伤员抢救、治疗后送至事发地点，卫生防疫等工作完成后，临时抽组的医学救治人员重新回到各自的工作岗位。

（4）救治活动时效性要求高

突发性是突发公共卫生事件的本质特征，其发生常使人们措手不及。针对突发性事件的资源准备和协调是应急处理过程的关键瓶颈。要提高伤员救治成功率、挽救伤员生命、降低死亡率，必须迅速集中人力、物力，调动一切社会资源，打破常规，力求在事件发生后最短时间内展开较为有效地救援。

（5）伤病员群发、伤情复杂，卫生救治挑战性高

突发公共卫生事件常导致集体性伤害，突然在某一地点出现批量伤病员，对当地乃至区域医疗卫生能力提出了超常规的要求。突发公共卫生事件种类和受灾程度不同，对人的伤害程度也不一样。同一地区出现的伤员，可发生多种伤情，又使医疗救治变得复杂，如地震伤员，平均每例有 3 处受伤。伤员若因救治不及时，发生创伤感染，伤情更为复杂，在特殊情况下还可能出现一些特发病症，如挤压综合征、急性肾衰竭等。有些伤员还有精神上的强烈刺激表现，更增加了诊

断治疗的复杂性。而在突发性的传染性疾病流行期间，感染者往往呈现出多种病症，甚至是一些未定型的症状，抢救难度极高。而针对个体的突发性疾病也往往会产生不同的生命体征，对抢救活动产生复杂影响。因此，针对突发公共卫生事件的群发、伤情复杂、病症不确定等，建立急救现场和医疗机构后方支援现场之间的急救信息体系至关重要。

（6）救治活动的阶段性及治疗的全面性

当突发公共事件发生地的医疗机构不足以同时处理全部伤员时，检伤分类、阶梯后送治疗是有效降低死亡和伤残率的方法，即把每个伤员的救治过程按医疗原则分解为若干阶段，由从前到后配置的几个救治单位分工完成，可分为现场抢救、后送途中救治、早期治疗、专科治疗、康复治疗5个阶段。要求迅速及时、前后相继，使就地救治与异地专科救治紧密结合，整个救援活动处于流动状态。同时要认识到救援治疗的全面性，突发公共事件幸存者容易出现焦虑、抑郁、恐惧、冷漠、绝望等情绪障碍，医学救援不仅要救治身体创伤、挽救生命，还要注重伤员心理健康的维护。

（7）工作环境艰苦

突发公共卫生事件发生地多为特殊环境，不同情况造成的环境破坏不同，使得医疗人员现场救治能力受到极大地制约。地震过后是一片废墟，余震不断，还可能伴有火灾、暴雨等；洪水到来使城镇、村庄变为一片泽国，桥梁被冲断，房屋被冲毁，灾民无家可归；流传性疫情使区域与外隔绝，物资输送出现障碍。各种突发事件都可使当地的生态环境受到严重破坏，公共设施无法运行，缺电、少水、食物、药品不足，生活、工作条件十分艰苦，急救的组织及其高效救治难上加难。

（8）现场救治能力和技术受到制约

派到突发公共卫生事件处置现场，特别是急救现场的多为年轻体健的低年资医疗人员，他们虽然体力上能保证大规模急救的需要、病人转运的需要等，但在医疗技能上存在一定的不足，现场救治能力和技术受到限制，特别是对于诸如心脏病等疾病需要在短期内采取有效措施的情况，往往需要高年资专家的指导。

基于对突发公共卫生事件特征的分析，医疗机构在应对突发公共卫生事件时，需要迅速搭建起急救现场和医院之间的信息通道，确保信息畅通，这是提高突发公共卫生事件应急和救治成功率的基础，也是本研究的中心问题。

3.1.4 突发公共卫生事件指挥与救治的基本要求

突发公共卫生事件指挥与救治是一项与时间和生命作斗争的救治行动，强调以人为本，所有应急指挥与救治措施都是围绕保护人员生命为目的，以紧急抢救、基本生命维持为中心，以保障健康及恢复正常生活秩序为目标，分类分层次展开的。突发公共卫生事件指挥与救治的基本要求如下：

（1）应急指挥与救治时效高

突发公共卫生事件具有突然性、紧迫性，决定了应急指挥与救治的快速反应性。突发事件，事发突然，有些事先难以预料，一旦发生，必须争分夺秒。应急指挥工作在预防阶段就要处于高度紧张状态，一旦有突发公共卫生事件的发生，就要迅速做出反应，成立指挥小组，启动应急方案，出动应急救治团队，无论在现场还是医院都要保证在最短时间内有条不紊、卓有成效地展开工作。

（2）紧急医疗救治工作能力强

事件发生后，往往在短时间内出现大量患者，现场救治、伤员转运、门诊诊查、卫生防疫、隔离消毒、住院救治等任务异常繁重，甚至昼夜运行，其工作强度处于超负荷状态，工作流程也往往会突破常规医疗服务流程。这就要求应急救治团队在第一时间内形成强有力的部署和安排，院前急救和院内急救相结合，急救信息平台高效运转，各类现场信息及时传送到医院，医院应急指挥和医务人员必须具有熟练的应急救治能力，保证像平时一样稳定而高效地工作，并要求有突击性、创造性地开展工作，维护最佳的应急保障秩序。

（3）高质量的在途急救能力

针对突发公共卫生事件，一些病人需要在事发现场或者在转院途中进行紧急抢救，这对现场处置人员和跟车医护人员提出了较高的要求，一般需要医院专家的支援，这就需要建立通畅的信息沟通渠道，将患者的音视频信息和生命体征信息快速传递给院内专家，院内专家快速指导和协助现场和跟车医护人员完成正确的救治活动，这对医疗信息化水平提出了很高的要求。

（4）高效的接诊能力

除一些必须现场紧急救治的病患之外，突发公共卫生事件中发生的伤病员绝大多数未经现场救护直接由事发地点送到医院。这就造成从一线救护到后方医院之间的阶梯式治疗在时空上的组织结构简化，伤病员对医院抢救的依赖性增大，在短时间内需要施行的医疗救治措施集中，伤病员的接诊分类、处置等要较快地完成。这就要求医院具有高效的接诊能力，不失时机地根据"轻重缓急"做出判断，经过紧急处置后的伤病员要及时送到病房，以便接收新的伤病员。

（5）医院本部与现场救治工作重心明确

突发公共卫生事件多发生于城市，人口稠密，地域较小，前后方没有明显的界限。医院常处在事件发生区域，它既要承担现场救护、前接后转、进行紧急救治，又要接收从事件中心地带送来的伤病员，进行专科收容治疗，同时还要对整个突发公共卫生事件进行指挥与协调，因此，医院必须具备现场救治工作与医院本部救治工作的分工明确，保证整个救治过程有序进行，杜绝严重混乱现象的发生。

（6）高度的社会责任感

社会影响性决定了应急保障工作的严密性。突发公共卫生事件社会影响重大，令世人瞩目。应急保障不单纯是技术保障，政治性也很强。医院必须从全局出发，以高度负责的精神和政治责任感，竭尽全力，严密组织，严肃对待，积极高效地履行救死扶伤的社会责任。

3.1.5　突发公共卫生事件指挥与救治的原则

在发生突发性公共卫生事件时，医院各级机构和人员在进行指挥与救治活动过程中，除了要满足上述的各项基本要求外，还要时刻遵循指挥与救治的基本原则，结合实际情况和控制工作的需要，及时调整指挥与救治的行动方案，以有效控制事件、减少危害和影响。突发公共卫生事件指挥与救治的基本原则如下：

（1）以人为本、生命第一

在医院应急指挥与救治工作中应始终牢固树立以人为本、生命第一的工作宗旨，使之成为贯穿救援工作全程的主线，本着"先救命后治伤，先救重伤后救轻伤"的救援原则有序开展工作。

（2）信息先导、确保互通

针对突发公共卫生事件指挥与救治的需求，必须意识到信息在应急指挥与救治中的核心作用，要通过多种信息传输通道和设备，建立急救现场、转运车辆和医院急救指挥中心之间的完整信息链，建设院前急救和院内急救一体化的信息平台，确保急救现场能得到医院专家的支持，同时，医院专家又能得到完整的现场信息。

（3）加强领导、统一指挥

应急医疗救治现场环境恶劣、人员繁多、现场混乱，而实施急救的医院由于面临突发性的救治规模膨胀，医院内部的组织也面临严重的压力，如没有统一组织和指挥，有效地现场救治和后方支持工作很难展开。因此，医院医疗救援必须成立专门的救治组织机构，组织机构中设立领导小组，负责现场医疗救援的组织指挥工作和医院内部的资源调度与协调工作，并及时做好上传下达工作。

（4）科学救治、减少损失

在突发公共卫生事件救治现场实施应急救治工作的有关人员要按照各自职责开展工作，充分发挥其职能作用，相互密切配合，科学有效地开展应急医疗救援工作，在无法解决现场医疗问题情况下要及时提出后方支援需求，启动信息互通系统，确保医院的指令和医疗指导意见能快速有效地传到急救现场，最大限度地减少人员伤亡、减少财产损失和社会影响。

（5）常备不懈、平战结合

突发公共卫生事件应急指挥与救援工作是各级医院的工作职责，建立和完善医疗应急救援工作机制、搞好医疗应急救援队伍建设是一项长期的工作，各级医院要加强对工作的领导，建立人员精干、技术过硬的综合医疗应急救援队伍和确保信息流通的先进信息共享平台，加强培训和演练，做好应对各级各类突发公共事件医疗应急救援工作的充分准备。

3.2 国外典型的突发公共卫生事件指挥与救治模式及经验总结

发达国家根据各自的情况都建立了比较完善的应对突发公共卫生事件的管理体系，在法制、体制、机制等方面有很多值得我国学习的地方。从具体国家来看，日本的基层保健网络在预防上起着主导作用，在应对各种灾害和事故中所建立起来的管理体系在发达国家中也是非常突出的。从具体经验来看，美国基层横向联动机制健全，针对突发公共卫生事件的处理，地方性强是其显著的特点。下面从美国、欧洲及东亚三个地区进行介绍，以期为我国突发公共卫生事件的应急指挥与救治工作提供有价值的经验，并为本研究构建的数字化指挥与救治平台提供理论基础。

3.2.1 美国突发公共卫生事件指挥与救治模式及其实践

（1）美国突发公共卫生事件应急管理体系

美国传统的公共卫生体系以"国家-州-地方"三级公共卫生部门为基本架构，由于其联邦制的特点，三级公共部门之间的协作较为松散。"9·11"事件和炭疽袭击在美国产生了重大影响，对美国应急系统提出了严峻的考验，并因此而深刻改变了传统的公共卫生系统。目前，美国这套仍处于不断建设和完善中的突发公共卫生事件应对系统，以新的三级应对体系为基本特点。这三级应对体系自上而下包括：CDC-（联邦）疾病控制与预防系统、HRSA-（地区/州）医院应急准备系统、MMRS-（地方）城市医疗应急系统三个子系统。如图3-2所示。

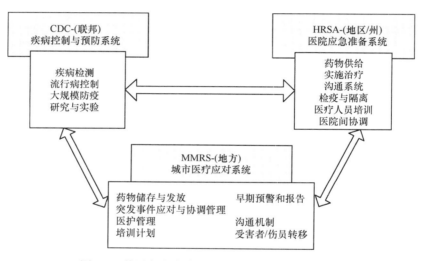

图 3-2 美国突发公共卫生事件三级应急管理系统

1）CDC——"疾病控制和预防中心"（Center for Disease Control and Prevention）：CDC 成立于 1946 年，是国家卫生部（DHHS）的一个部门，其主要职能包括制定全国性的疾病控制和预防战略、公共卫生监测和预警、突发事件应对、资源整合、公共卫生领域管理者和工作人员的培养。CDC 是整个突发公共卫生事件应对系统的核心和协调中心。

2）HRSA——"卫生资源和服务部"（Health Resources and Services Administration）：HRSA 是与 CDC 平行的部门，同属于美国卫生部，旨在为所有人提供卫生保健服务。"HRSA- 医院应急准备系统"主要通过提高医院、门诊中心和其他卫生保健合作部门的应急能力来发展区域应对突发公共卫生事件的能力。

该系统在全国实行分区管理，共设 10 个区，区内以州为单位实现联动。除了州和地方卫生部门外，其他参与者还包括州级应急管理机构、州级农村卫生保健办公室、退伍军人卫生保健部门和军方医院、基本医疗保健协会等。

3）MMRS——"城市医疗应急系统"（metropolitan medical response system）：MMRS 是地方层面（local level）上应对突发公共卫生事件的运作系统。MMRS 项目始于 1996 年，2003 年 3 月 1 日加入"联邦紧急事务管理署"（FEMA），该系统通过地方的执法部门、消防部门、自然灾害处理部门、医院、公共卫生机构和其他"第一现场应对人员"（"First Response Personnel"）之间的协作与互动，确保城市在一起突发公共卫生事件中的最初 48 小时的有效应对，从而使城市在全国应急资源被动员起来之前能以自身力量控制突发事态。

2003 年，美国建立了国家突发事件管理系统（national incident management system，NIMS）和国家应急预案（national response plan，NRP）。NIMS 是一个应急管理方法的模板性文件，适用于全国各级政府的应急管理。NRP 则是描述应急机制、指导如何应急的文件。2008 年 1 月，为更符合和体现其指导性目的，鼓励促进其他具体应急预案的完善，又将国家应急预案改进为国家应急框架（national response framework，NRF）。2008 年 12 月，NIMS 进行了相应修订，将突发事件分为五级，第一级为最严重的事件，第五级为最轻微的事件。第五级和第四级突发事件影响范围为市县，由当地政府（县和市等）负责；第三级突发事件影响范围为州一级或者大城市，由州政府指挥协调处置；第二级和第一级突发事件影响范围为州一级或国家层面，由州和（或）联邦政府协同处置。

（2）美国医院突发公共卫生事件应急指挥与救治机制

美国 NIMS 主要从 7 个方面对医院应急管理提出了要求，这 7 个方面包括组织领导、应急指挥和协调、应急准备、应急培训、应急演练、应急物资管理、通讯和信息传递。为了不断满足 NIMS 的各项要求，做好各种应急准备，不断提高应急反应能力，美国卫生系统和医院管理人员认识到，医院必须建立常态和应急管理状态下的组织管理模式。美国医院常态下的应急管理机制主要内容包括建立应急管理工作专人负责制、建立医院应急管理委员会、制定应对突发公共事件综合预案和专项预案、做好应急设备和设施等必要物资准备、定期对预案进行脆弱性分析、定期开展应急培训和演练、注意各部门之间的横向和纵向协调、定期进行回顾与总结评估。美国有 6000 多所医院采用医院突发事件指挥系统（hospital incident command system，HICS）进行应急状态下的组织管理。HICS 是医院专门用于应对各类突发事件的指挥系统，主要由指挥、行动、计划、后勤、财务 5 个功能模块组成。

2008 年，美国国内实施医疗机构评审的专业组织，世界上历史最悠久、最

大的医院评审机构——美国医疗机构评审联合委员会（Review the Joint Commit-
tee on Medical institutions in the United States，JCAHO）在新版医院评审标准中对
医院的应急管理提出了新的要求，提出了医院应急能力必须具有"全面应对"和
"可扩展性"。所谓"全面应对"就是医院要有能力灵活、有效地应对各类突发
公共事件；所谓"可扩展性"就是医院不但要能够独立，而且要与其他机构合作
或与整个社区合作，可以有效地应对规模较大的、复杂的突发公共事件。新版医
院评审标准要求医院在应急状态下要保证 5 个关键功能的发挥，即明确各级各类
人员职责并督促其有效履行、对各种设施和资源进行有效管理、确保医院安全、
对临床活动进行管理、保持内外联络与沟通的顺畅。

（3）美国突发公共卫生事件应对实践

美国突发公共卫生事件的应急机制将公共卫生系统与其他系统相互串联了起
来，形成了包括公共卫生、突发事件管理、执法、医疗服务和第一现场应对人员
等在内的多领域的综合、联动、协作系统，提高了应急响应和处置成效，如图 3-3
所示。

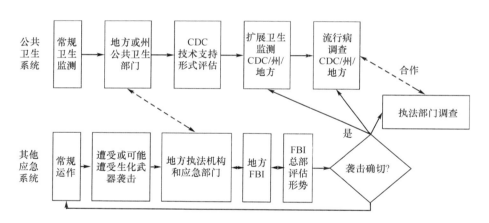

图 3-3　美国卫生系统和其他部门的应急机制

以公然遭受生化武器袭击为例，由执法部门开始作为事件的第一调查者，在
确认发生袭击以后，领导初期的紧急应急，并通知各公共卫生部门加入应急系统。
在没有发生突发公共卫生事件时，公共卫生系统和其他应急系统是两个平时几乎
没有联系的系统，当事件发生之后，通过执法部门的加入，两个系统就开始启动
运转。特别是其他应急系统要将 FBI 总部最后的评估形势直接报告给执法部门和
公共卫生系统里的扩展卫生监测部门和流行病调查部门。同时事件发生地区的地
方执法机构和应急部门与地方或州的公共卫生部门也要密切进行联系，及时沟通

死伤情况、应急物资需求量等。而其他应急系统配合公共卫生系统也要积极加入到应对突发公共卫生事件的过程之中。

（4）美国突发公共卫生事件应急管理机制

美国应对突发公共卫生事件总的来说有三个方面：强力的领导机构、功能完备的 CDC、完善的协调体系与运作机制。

第一，强有力的领导机构。1979 年美国成立联邦紧急事务管理局（FEMA）负责全面协调各种危机管理，所有的信息都由该机构汇总处理，各具体领域则由专门机构负责管理。FEMA 负责利用"联邦应急计划"管理美国的危机反应系统，该计划明确界定了 27 个相关的联邦部门和机构在各种不同的灾难情况下承担的职责。将危机反应分为 12 个领域，并为每个领域指派一个领导机构。这些领域是交通、通信、公共设施及工程、消防、信息与规划、公众救护、资源支持、卫生和医疗服务、城市搜寻和救援、危险物品、食品和能源。卫生和医疗服务的负责机构是卫生和福利部，CDC 是其主要组成部分。在提供自己的医疗专家和设备等服务的同时，还必须确保 12 个其他机构都处于有效和合作状态。

第二，功能完备的 CDC。美国公共卫生危机管理体系以全国疾病控制中心为核心，构筑了强大的公共卫生防护组织网络。美国公共卫生应急机制中保障系统、监控系统、诊断系统和反应系统中多数计划都是由 CDC 独立或参与完成的。美国 CDC 是和美国的大学、研究院所、非政府组织协作，构筑成一个强大的专家队伍。CDC 从 3 个方面增强了对紧急情况的快速反应能力：①强化紧急事件快速报告机制；②提高对疾病的监测和控制能力；③加强快速反应队伍建设。美国 CDC 通过全球传染病预警网严密监控世界各地的突发公共卫生事件，一经发现，CDC 立即启动"危机行动中心"，提供全天候服务，并做好人员和资源准备。

第三，完善的协调体系与运作机制。美国公共突发事件应急机制是个极其庞大和复杂的系统，保障系统、监控系统、诊断系统和反应系统之间紧密联结，共同构成了一个有机的整体。由于集中了美国最好的资源，并且美国国防部、卫生与人类服务部（DHHS）、美国国防部、联邦调查局、环境保护局、联邦应急管理局、农业部、交通部、能源部，以及国家通讯系统等均参与了应急体系的建立和加强工作，保证了该体系强有力的指挥功能。图 3-4 反映了在 FEMA 领导下整个美国卫生应急体系结构与运作机制。

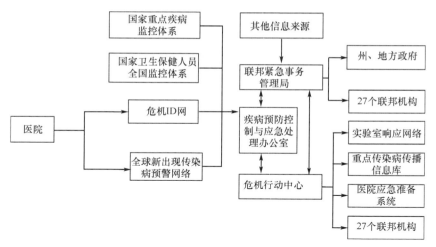

图 3-4　美国公共卫生应急反应体系结构与运作机制

3.2.2　英国突发公共卫生事件指挥与救治模式及其实践

（1）英国突发公共卫生事件应对系统

对于突发公共卫生事件的应对运作机制，英国卫生部已经制定了较完备的准备计划。英国卫生部"突发事件计划协作机构"（EPCU）颁布的《国民健康服务系统突发事件应对计划》构成了英国突发公共卫生事件应对体系的综合框架。英国突发公共卫生事件应对系统是一个综合体系，包括战略层面和执行层面两个主要部分。战略层面的应对指挥由卫生部及其下设机构负责，还包括地区公共卫生行政机构和公共卫生应急计划顾问委员会；而执行层面的突发事件应对则由NHS及其委托机构开展。其中，EPCU 的主要职责是制定、颁布、修改突发公共卫生事件应对计划，从突发事件处理中总结经验教训，并与应对系统中的其他部门协调合作。NHS 的职责是确保地方卫生服务机构能够在突发事件发生时做出快速恰当的反应，这一职责通常由地区公共卫生首长执行，日常工作则由地区突发公共卫生事件应对顾问协作完成。

根据2002年4月修改的国民健康服务系统突发事件应对计划，更多的职能（包括突发公共卫生事件应对职能）从NHS 的卫生局转向基本医疗委托机构（PCTS）。新计划构建了一个更为完善的公共卫生网络，网络中的各机构在突发公共卫生事件应对中各司其职、协调运作，形成了更为综合的突发公共卫生事件应对系统。

基本医疗委托机构（PCTS）是英国公共卫生应急系统中的核心，其职责主要是更新紧急应对计划、动员社区资源、支持NHS 基础设施和医院建设、充分咨询相应领域专家获取并发布专业信息和建议，以及在突发事件应对中与地区公共卫生官员保持联络。

（2）英国公共卫生应急管理体系运作实践

在英国，大多数突发事件都是在地方层面处理的，地方响应是突发事件响应的重点。只有当事件的影响范围和事件本身影响程度超过了地方范围并超出了地方国民医疗服务体系所能承受的能力之外时，才寻求更高一级的地区或中央政府的协调帮助。英国公共卫生应急管理体系如图 3-5 所示。

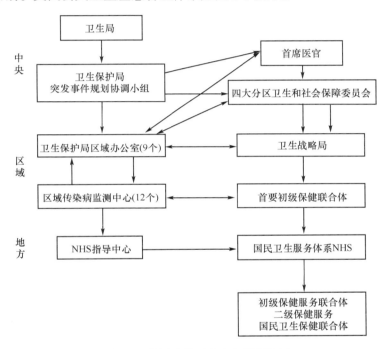

图 3-5　英国公共卫生应急管理体系

英国各部门之间的关系主要列举如下：

1）PCTS 的牵头机构：在多部门合作中作为 PCTS 的代表，并协调各 PCTS之间的行动。

2）卫生局：连接 NHS，管理地方 NHS 机构，大规模突发事件中与地方其他应急部门合作。

3）健康和社会保健理事会：与 NHS 系统协同，开展地区协作。

4）卫生部医药官员、执行官员：进行跨部门协作，向公众提供建议和相关信息。

5）应对系统的跨部门联动：与任何一个有效的突发公共卫生事件应对系统一样，英国的这一系统具有较为协调的跨部门联动设计。

英国政府在应对突发公共事件时所采取的措施和政策：首先，迅速发布疫情警告。一旦发现有突发公共卫生事件，英国卫生部立即于当天向全体医务人员下发危机警报，介绍该病的特征、传播途径和影响范围，并发出旅行通知，要求民众尽量不要去疫区旅行。保健署针对患者家属、朋友发出通知，要求进行健康检查。医务人员也要向当地传染病控制中心报告疫情。其次，如果是突发性新型传染病应积极查找病因。英国公共卫生实验室服务中心对患者的样品进行检测，由公共卫生实验室服务中心与世界卫生组织合作。最后，及时发布疫情通报。在疫情通报中，除了介绍患者本人的情况外，通常还详细介绍其感染途径和受感染期间的活动行程，以便对有可能与其接触的其他人进行及时检查。另外，媒体的舆论监督也起了不容忽视的作用。这一点在英国疯牛病、口蹄疫危机中都有体现。媒体报道虽可普及相关知识，对政府政策措施进行监督，但引导不当，也会片面夸大，扰乱人心，起负面作用。

（3）英国突发公共卫生事件应急管理机制

英国应对突发公共卫生事件总的来说得益于三个方面：高效的信息网络、成熟的应急处置机制、财政保障机制。

其一，高效的信息网络。英国的公共卫生监测防范网络主要由中央和地方两级组成。中央一级机构包括卫生部等职能部门和全国性专业监测机构，主要负责疫情的分析判断、政策制定、组织协调和信息服务等。地方行政当局和公共卫生部门包括传染病控制中心分支机构、国民保健系统所属医院诊所、社区医生等，是整个疫情监测网的基本单元，主要负责疫情的发现、报告、跟踪和诊断治疗。

针对突发公共卫生事件，英国建立了纵横集合的双向信息交流网络，整个网络的中心是卫生部行动中心。各主要部门的信息网络必须至少每半年测试一次。纵向信息交流分 a b c 三条线：a. 国民保健基金会、基层护理基金会、战略卫生局和卫生部行动中心之间的双向逐级交流；b. 卫生部下属执行机构与卫生部行动中心之间的相互交流；c. 社区卫生管理小组、基层地方政府服务部门、地区政府部门与中央政府部门之间的双向交流。横向信息交流也分为 ABC 三部分：A. 各级地方医疗机构与其相应级别地方政府之间的交流；B. 卫生部行动中心与卫生部政策研究部门、专家顾问组和健康保护署（HPA）之间的交流；C. 卫生部行动中心通过卫生部新闻办公室与国家新闻协调中心、各中央政府部门之间的信息发布与反馈系统。

其二，成熟的应急处置机制。英国应急处置指令呈放射状，分三层（金、银、铜）下达。第一层（金，gold），决策层，根据对突发公共卫生事件的分析制定重大决策；第二层（银，silver），策略层，根据决策层制定的决策，制定相应的应对策略、方案并监督指导策略的执行；第三层（铜，bronze），执行层，根据第二层制定的策略，制定应急处置的实施方案并具体实施。金银铜分层的应急处置机制是英国公共安全应急反应处置的普遍适用模式，被各个部门普遍认同和熟知。一旦发生突发公共卫生事件，英国的卫生应急部门按照上述处置机制运作、各司其职。

其三，财政保障机制。在英国，突发公共卫生事件的医疗救援费用从国家公共基金中支付，从而解除了应急救援机构担心无人付费之忧，灾后恢复和重建由地方政府和社区负责拨款和筹资。卫生部应急办公室每年用于支持各个机构开展演练的经费约为 250 万英镑。这笔应急经费分由各个部门掌握，根据需要制定预算计划，拨付并监督其使用，应急经费的使用效率很高。

英国公共卫生应急反应体系结构与运作机制如图 3-6 所示。

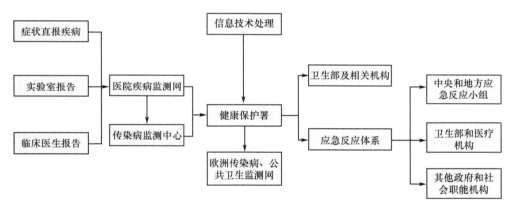

图 3-6 英国公共卫生应急反应体系结构与运作机制

总体来看，英国的应急机制效率较高，经过疯牛病、口蹄疫等重大疫情之后已经累积形成了疫情信息渠道和防治模式，对突发公共卫生事件的应对有着很大推进作用；另外，英国拥有职责分明、比较健全的疫情监测机构，一旦发现传染病苗头，可以马上组织力量进行处理。英国的责任部门拥有熟练的处理危机经验，成熟的应急机制使实际操作起来反应迅速、得心应手。

3.2.3 日本突发公共卫生事件指挥与救治模式及其实践

日本突发公共事件应急管理体系覆盖面广，包括由厚生劳动省、8 个派驻地区分局、13 家检疫所、47 所国立大学医学系和附属医院、62 家国立医院、125家国立疗养所、5 个国立研究所组成的独立的国家突发公共事件应急管理系统；

由都道府县卫生健康局、卫生实验所、保健所、县立医院、市村町及保健中心组成地方管理系统。这三级政府两大系统通过纵向行业系统管理和分地区管理的衔接，形成全国的突发公共事件应急管理网络。日本在全国医疗机构中设立了三个等级的应急定点医院，分别收治轻、中、重度的患者。应该说，日本建立了与相关机构配合的部门危机管理体系，明确规定了国家和地方政府的事权和财权，重视平时建立和完善危机管理体制，应急管理规范化。

日本防灾救灾管理体系经历了由"单灾种防灾管理体系"向"多灾种综合防灾管理体系"，再向"综合性国家危机管理体系"的转变。日本国家危机管理体系是一个以法律、制度、功能为依托，以内阁首相为最高指挥官，内阁官房（负责各省厅间的协调，相当于办公厅）负责整体协调和联络，通过安全保障会议、阁僚会议、内阁会议、中央防灾会议、金融危机对策会议等决策机构制定危机对策，由警察厅、国土厅、气象厅、海上保安厅、防卫厅和消防厅等各省厅、部门根据具体情况进行配合实施的组织体系。

（1）日本突发公共卫生事件指挥与救治体系

日本是一个自然灾害频发的岛国，经过长期的建设发展，尤其是1995年阪神大地震之后，日本建立了完备的现代化突发公共卫生事件指挥与救治体系。该体系是日本"国家危机管理体系"的重要组成部分，由"应急指挥体系"、"现场紧急救护体系"和"灾害医疗救治体系"三个子系统构成。也是以卫生、消防为主体，软硬件结合，中央政府、都道府县、市町村联合互动，卫生、消防、警察、环保、交通、自卫队等各部门密切合作的立体式网络化救援系统。

1）应急指挥体系：1996年2月，日本成立了"内阁官房危机管理小组"，同年5月，在首相官邸设立了"内阁危机管理中心"。1998年4月，内阁官房机构改革，设立了副官房长官官职的"内阁危机管理监"及其管辖的"内阁安全保障与危机管理室"，编制达50人。在突发事件发生时，"内阁危机管理监"负责评估危害，协调中央各部门发布最初的应急措施，协助总理大臣和官房长官采取相应对策；平时负责联系国内外专家，研究制定各种危机管理对策，站在内阁的立场检查和改善各个部门的危机管理机制。2001年中央机构改革，进一步强化了首相的危机管理指挥权、内阁官房的综合协调权，以及各危机管理部门防灾减灾工作的地位和作用，并由首相直接担任"中央防灾会议"主席。2002年，日本政府应用最新技术和装备改造升级了首相官邸"危机管理指挥中心"，形成了国家安全保障－危机管理－防灾救灾的现代化综合指挥体系。

在内阁危机管理体系下，日本政府中央各部门如警察厅、消防厅、国土厅、防卫厅、厚生省、法务省、外务省等也相应制定和实施了部门危机管理制度。全国各都道府县都设立了"防灾中心"，形成了从中央到地方的整体指挥管理体系。

2）现场紧急救护体系：在日本，灾害现场紧急救护（包括危重患者的现场救护）由消防部门负责。各级消防厅（局）都设有急救部和指挥中心，各消防队均配属有急救队，由此形成了高度发达的城乡急救网络。以东京都为例，目前全市共有 222 支车载急救队和六支航空救援队，遍布东京各个地区。在市区内接警后，急救队到达现场的平均时间不超过 10 分钟。现场处置后，急救队根据伤病员情况和指挥中心指令，就近便将患者快速送达最合适的急救中心或专科医院。按照日本法律规定，消防急救队员须经职业培训，具备职业资格，并在指挥中心值班医生的指导下，从事现场急救，但不得处方给药、输液治疗，不得进行有创性急救处置。为弥补其不足，近年来经过急救专家的努力，日本政府规定，对心搏停止的患者，急救员可施行气管插管术，可使用除颤器和输液治疗，医生也可到现场参加救护。东京都共有 16 个急救中心的医生可随救护车到达现场参与急救，但只有三个医院拥有自备专用救护车。发生重大灾害时，医院和医务人员在消防急救部首长的统一指挥下参与现场救援。

3）灾害医疗救治体系：1995 年阪神地震后，日本政府在全国建立了完备的灾害医疗救治体系。该体系由一个国家级灾害医疗中心、两个区域性中心、12 个地区中心和 550 家指定医疗机构或急救中心组成，其中包括国立医院、红十字会医院、地方政府医院及私立医疗机构。各指定医疗机构都具备高水平的急救能力和接收灾后重症伤病员的能力，快速派遣急救医疗队实施灾后医疗救援，开展灾害医学专业培训。日本医科大学附属多摩永山医院急救中心是日本灾害医疗体系定点医疗机构，也是日本急救医疗水平最高、现代化程度最好的灾害医疗救治中心之一。不仅承担医疗教学任务，也履行现场救护和灾害救援，以及接收海外危重伤病员的职责，是东京三个自备专用救护车的医疗单位之一，每年接收日籍海外危重伤员 150 余人。

（2）日本医院突发公共卫生事件指挥与救治系统

日本的医疗应急救治系统主要由以下机构组成：定点医疗救治机构（医院、门诊部）、急救站、假日与夜间急诊站、急救医疗机构、急救中心等。1977 年，日本厚生省对全国应急医疗救治体制进行全面整顿，把应急医疗救治分为一、二、三级。一级应急医疗救治机构主要收治相对较轻的病人，只需初步治疗后即可回家，实行 24 小时服务制；二级应急医疗救治中心收治需短期住院的急诊病人，要求配备麻醉科、神经外科和心血管科等，可随时接纳一级应急医疗救治机构转送的病人，需经政府正式批准的定点医院；三级应急医疗救治机构可随时接收二级或一级应急医疗救治机构转送的严重病人，是当地的急救中心，要求设有脑血管病中心、心脏病中心等特殊医疗服务。其机构联系和分级系统模式见图 3-7。

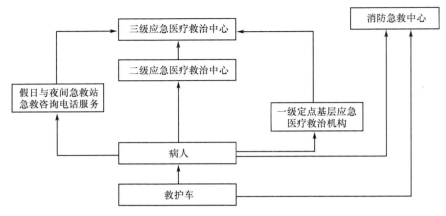

图 3-7 日本的应急医疗救治系统三级网络

（3）日本突发公共卫生事件预防与应对实践

面对突发公共卫生事件的危险，日本政府会向国民及有关机构发出紧急通报，通告突发公共卫生事件的信息，同时召开干事会、研讨对策。中央主管机构对于突发公共卫生事件应急管理的最主要职责是收集信息并制定和实施应急对策。国立传染病研究所感染信息中心对法定的传染病发生进行动向跟踪监视调查，每周五前上报上周情况并在网上公开。

在日本，有些企业对来自感染地区的人员采取了几乎是"隔离审查"式的防范措施。规定从感染地区归国的人员必须独居一室一个星期左右，在确认没有发病之后才可回公司正式上班；并在一定时期内不得参加大型会议等各种集体活动，不能出现在人多的地方。

日本同时又是一个地震多发国，因此也有着一套适用于本国的地震防灾应急机制。为了减少地震的灾害损失，政府特别强调先期处置和信息收集，完善紧急启动体制，包括职员召回和职员紧急配备制度。日本的防灾应急体制主要体现在灾后的 72 小时之内，在这段时间内，日本根据各个不同时间段设立了应急措施，如灾后 6 小时内，主要是派遣医疗队救助伤病；灾后 12 ～ 24 小时，主要是转移伤病；灾后 24 ～ 48 小时，供应储备物品，分配捐款和捐物等。

3.2.4 印度突发公共卫生事件指挥与救治模式及其实践

（1）印度灾害管理信息建设

印度是世界上受自然灾害影响最为严重的发展中国家之一，在长期防范和应对灾害的实践中，印度凭借其良好的信息通信技术发展，积累了丰富的信息系统开发经验，建立起了适合本国国情的先进灾害管理信息化体系。

为了不断提高灾害管理的能力和水平，减少各种灾害所造成的损失，长期以来印度政府不断完善相应的政策和措施，主要包括重视法律／政策框架建设、将减灾内容纳入发展规划、建立有效的通信系统、使用最先进的信息技术开发预警系统、提供灾害保险、提高公众特别是农村地区公众的减灾意识、开展对私营部门的教育运动，以及加强简单的制度机制和国际合作等。印度政府采取的相应措施在实际的应急实践中正发挥着越来越重要的作用，特别是在利用现代信息通信技术提高防灾和抗灾的能力方面，印度走在了发展中国家前列。

印度灾害管理信息化建设充分利用互联网、地理信息系统、遥感、卫星通信等形式为代表的现代信息技术，构建了覆盖全国的"印度灾害资源网络"（IDRN），实施了基于 GIS 的国家应急管理数据库、国家应急通信计划（NECP）、远程智能灾害管理系统等系统的建设。这些新技术广泛应用到灾害管理的具体实践中，取得了显著的成效。

（2）印度灾害管理组织

印度灾害管理组织体制颇具特色，在国家、邦、县和区一级均有统一的灾害管理机构。按印度联邦制规定，一旦遇到自然灾害，营救和赈灾工作由邦政府负责，组织实施及整个管理以邦为主。遇到自然灾害时，有关邦政府的基本职责是负责采取营救、赈灾和安置。就有形资源、财政资源和其他补救措施而言，比如交通运输、灾情警报或粮食跨境调运等，则由中央政府进行支援。印度现行的国家一级、邦一级和县一级灾害管理组织体制如下：

1）国家级减灾组织机构：按照印度联邦体制，灾害管理主要由各邦政府负责。但这不等于中央没有减灾机构。目前，印度有由内阁秘书领衔的灾害管理小组，成员包括涉及应对各种灾害的关键部委。应对自然灾害以农业部为主，其他各部密切配合。灾害发生后，受灾的邦将邀请中央政府的救灾小组（由若干部委组成）到现场进行灾情评估并提出援助建议。

2）邦一级组织机构：邦一级备灾工作一般由赈灾和安置部或者财政部负责。邦一级也有邦政府首席秘书领衔的邦危机管理小组，小组成员由所有有关部机构的领导人组成。

3）县一级组织机构：县一级建立协调考察委员会，委员会由县财税局长主持，县政府有关部门的领导参加。

印度制定并下发了《国家突发事件行动计划》。该计划敦促全国各地要毫不犹豫地开展救灾工作。根据出现的新情况，印度每年都要对《国家突发事件行动计划》进行修订，其中包括中央政府各部委提出的应对各种自然灾害的新对策，规定工作程序，明确各行政部门的关键职责等。在邦一级，邦赈灾专员（或财税局赈灾秘书）通过财税局长或者赈灾副专员负责指挥和控制赈灾工作，财税局长和赈灾副专员是县一级负责所有赈灾、协调、指挥和控制的主要人物。

有关自然灾害的救济与安置的财政开支计划是由印度政府任命的财政委员会负责制定的，该计划每年制定一次。比如 1995 ～ 2000 年度的财政救助计划中有一笔灾难救助金（calamity relief fund），该基金由以首席秘书为首的邦级委员会负责管理，基金的规模则视该邦遭受灾害程度而定。联邦政府和邦政府每年救灾基金分担比例为 3：1，1995 ～ 2000 年各邦灾害救济金的总额为 630.427 亿卢比，遇到灾害时，邦政府可以自由动用这笔资金。

3.3 我国突发公共卫生事件的应急管理模式

3.3.1 我国突发公共卫生事件应急管理体系的形成与发展

我国突发公共卫生事件应急管理体系的形成经过了两个阶段。

第一阶段：1978 ～ 2003 年，为探索阶段。早在 1978 年 9 月颁布了《中华人民共和国急性传染病管理条例》，此条例的实施加强了卫生防疫体系在预防控制传染病和卫生应急工作中的责任、地位和作用。1979 年卫生部颁布了《全国卫生防疫站工作条例》。1982 年 1 月，第五届全国人大常委会会议通过了《中华人民共和国食品卫生法（试行）》。相继颁布、实施的《中华人民共和国传染病防治法》《中华人民共和国国境卫生检疫法》《中华人民共和国职业病防治法》，以及《中华人民共和国尘肺病防治条例》《化妆品卫生监督条例》《公共场所卫生管理条例》等涵盖公共卫生、突发事件处理的一系列法律法规，使传染病暴发疫情、重大中毒事件卫生应急管理纳入有法可依、有法可循的初级阶段。

第二阶段：2003 年以后，为成熟阶段。2003 年暴发的非典危机暴露了我国突发公共卫生事件应急管理中存在着法制建设滞后，体制、机制不健全，应对能力不足等问题。SARS 疫情之后，我国加强了公共卫生体系建设的步伐，突发公共卫生事件应对体系的建设应该坚持预防第一，利用和整合各种社会资源，做到平战结合、常备不懈。目前，我国突发公共卫生事件应急机制已经初步建立并逐步完善，建立起了预防与应急并重，常态与非常态相结合的工作机制。实现了组织管理和指挥体系从无到有，管理职能从分散到集中，管理方式从经验管理到依法科学管理，工作重点从重处置到预防与处置并重，协调机制从单一部门应对到跨部门协调联动的卫生应急管理五大转变，我国应对突发公共卫生事件的整体能力得到显著提高。

国务院于 2003 年 5 月颁布了《突发公共卫生事件应急条例》，以法规形式明确了我国应对突发公共卫生事件应当遵循的方针和原则,明确规定了各级政府、有关部门、医疗卫生机构、社会公众在应对突发公共卫生事件中的权力、责任和义务。2004～2012年,全国人大常委会、国务院先后修订、通过了《中华人民共和国传染病防治法》《中华人民共和国突发事件应对法》《国家突发公共事件总体应急预案》《国家鼠疫控制应急预案》,明确了我国"分类管理、分级负责、条块结合、属地管理"为主的应急管理体制建设目标,促进了"统一指挥、反应灵敏、协调有序、运转高效"应急机制的形成;卫生部也先后组织制定了《国家突发公共卫生事件应急预案》《国家突发公共事件医疗卫生救援应急预案》《人感染高致病性禽流感应急预案》《卫生部应对流感大流行准备计划与应急预案(试行)》《卫生部核事故和辐射事故卫生应急预案》等专项预案。同时,各地卫生部门结合当地实际也制定了相应的地方卫生应急预案。全国突发公共卫生事件预案体系已经初步形成,如图3-8所示。云南省也针对突发公共卫生事件应急体系、运作制度和管理制度等工作,成立了处理突发公共卫生事件办公室,出台了一系列政策法规,如《云南省人民政府突发公共事件总体应急预案》《云南省突发公共事件医疗卫生救援应急预案》《云南省突发环境事件应急预案》《云南省突发地质灾害应急预案》等。

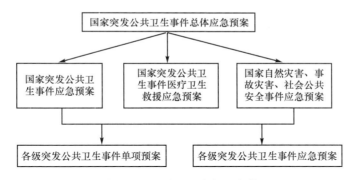

图3-8　全国突发公共卫生事件预案体系

经过短短几年的努力,我国现在已经初步形成了由应急指挥中心、公共卫生信息系统、疾病控制和预防保健系统、医疗救治系统、应急物资储备系统、危机监测和评价系统六个子系统有机整合而成的突发公共卫生事件应对体系。

1)应急指挥中心:这是整个突发公共卫生事件应急处理的中枢系统。按照国务院的统一部署,2004年3月,卫生部增设了卫生应急办公室(突发公共卫生事件应急指挥中心),目前,全国有30个省(自治区、直辖市)卫生厅局成立卫生应急办公室。由政府领导、属地管理、统一指挥、分类处理、分级负责、部门协调的突发公共卫生事件应急指挥体系和应急组织管理网络初步形成。

2）公共卫生信息系统：2004 年 1 月，我国正式启动了以传染病个案报告为基础的传染病与突发公共卫生事件信息报告管理系统，医疗卫生机构通过网络直接向卫生部报告传染病疫情等各类突发公共卫生事件。同时，卫生部加速建设国家突发公共卫生事件指挥决策系统，2000 年开始我国逐步建立了食品污染物和食源性疾病监测网络。自 2004 年起，恢复和新建了 20 种重点传染病和病媒生物的 762 个国家级监测点。颁布了《国家突发公共卫生事件相关信息报告管理工作规范（试行）》《卫生部法定传染病疫情和突发公共卫生事件信息发布方案》，进一步规范了突发公共卫生事件信息报告工作。至 2007 年底，全国 31 个省（自治区、直辖市）及县以上医疗机构直报率已达到 97%，乡镇卫生院直报率为 80%。各地疾病预防控制中心实现了 100% 的网络直报。

此外，从 2004 年 1 月开始，卫生部定期向社会发布全国传染病疫情，遇有重大突发公共卫生事件时，及时向社会通报事件信息及政府有关部门采取的应急处置措施。并设立了重大公共卫生事件社会举报信箱，接受社会举报信息和监督。

3）疾病控制和预防保健系统：国家建立了统一的疾病预防控制体系。各省、市（地）、县（市）都建立了疾病预防控制机构，承担疾病预防控制、突发公共卫生事件应急预警处置、疫情信息收集报告、监测检验评价、健康教育促进等公共卫生职能。同时在全面评估现有实验室能力的基础上，组建了我国突发公共卫生事件病原生物应急实验室网络，建立了实验室网络平台，对国内实验室资源进行优化组合，提高了我国应对不明原因突发公共卫生事件和生物恐怖事件的快速检测和鉴定能力。

2004 年，卫生部会同有关部门制定了《关于卫生监督体系建设的若干规定》，对卫生监督人员实行资格准入制度和在岗培训制度，全面提高卫生执法监督的能力和水平。

4）医疗救治系统：2003 年，国务院批准了《突发公共卫生事件医疗救治体系建设规划》，由中央与地方共同筹措在直辖市、省会城市和地级市分别完善和建立 1 个紧急医疗救援中心；在直辖市、省会城市和地级市分别建设 1 个病床规模不等的传染病医院（病区）或后备医院，在县级区域依托综合医院建设病床规模不等的传染病病区；依托实力较强的综合医院，在全国建设若干个职业中毒、核辐射应急救治基地。全部医疗救治体系建设规划计划用三年左右时间完成。达到增强应对能力，提高救治水平；调整资源结构，促进合理布局；健全救治体系，完善救治功能的目的，核心是加快提高医疗救治能力。突发公共卫生事件医疗救治体系建设安排 2518 个项目，总投资 114 亿元。

各地按照卫生部《关于建立应急卫生救治队伍的意见》，建立由当地医疗卫生机构选择医疗护理经验丰富的临床医务人员与疾病预防控制人员组成的专业团队，配备现场处置设备，开展培训和演练。在此基础上，卫生部设立了 32 个国家卫生应急队伍，保持一种紧急戒备状态，一旦突发公共卫生事件，将提供技术支持。

5）应急物资储备系统：根据《国家突发公共卫生事件应急预案》规定，按照统一规划，建立了卫生应急物资储备和紧急情况下应急物资的调运机制，制定了国家卫生应急救援队伍的基本装备标准和应急队伍装备的管理办法。

6）危机监测和评价系统：监测危机处理过程中出现的各种问题，及时提供反馈，保证体系的高效率，同时也对危机处理的策略和措施进行客观评价，为体系的完善和可持续性做好机制方面的准备。

3.3.2 我国突发公共卫生事件一般处理流程

国内突发公共卫生事件的应急处理，根据不同类别，一般是由地方相关部门组成突发事件应急处理指挥部，由主管领导担任总指挥，统一领导、统一指挥，协调、调动各方面力量和资源，集中力量应对突发公共卫生事件。

一般情况下，当发生突发公共卫生事件时，应首先由地方卫生局向上级卫生厅提交事件报告，上级卫生厅接到事件报告后，及时对事件进行评估，评估等级分为黄色预警、橙色预警和红色预警，然后由突发事件应急处理指挥部根据相应的事件等级制定对应的应急预案，启动应急预案，对突发事件进行管理和人员救治等。突发公共卫生事件的应急预案启动流程如图 3-9 所示。

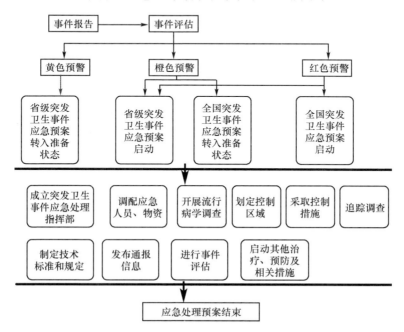

图 3-9 突发公共卫生事件的应急预案启动流程

在启动突发公共卫生事件应急预案之后，处理突发事件的各级单位应快速响应应急预案，进入突发事件的应急管理和人员救治工作，各部门的任务和职责分配不相同，其具体的流程和各部门负责的工作如图3-10所示。

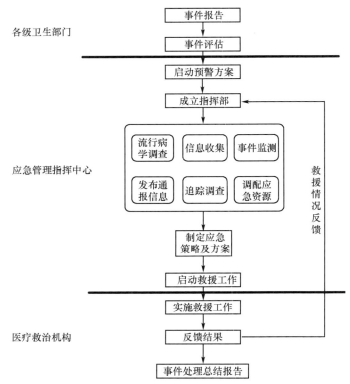

图 3-10 突发公共卫生事件的处理流程

3.3.3 我国地市典型突发公共卫生事件应急流程及分析

在我国，各地区根据国家有关政策和地区特点，都建立了相应的公共突发事件的应急处理流程，下面列举几个我国典型地区的突发公共卫生事件应急处理流程，并对其进行分析。

（1）唐山市突发公共卫生事件应急处理流程

唐山市在建立突发公共卫生事件处理流程时，对相关部门的任务和职责划分非常明确，并建立了县疾控中心、监督所和市疾控中心，监督所完善的通信机构和设施在发生突发公共卫生事件时可以做到快速响应、及时监控；并通过市卫生局和县委、县政府对各镇、各部直接下达领导指令，协助突发事件应急管理部门的应急管理工作，更及时、高效地对突发事件进行管理和人员救治。其具体的处理流程如图 3-11 所示。

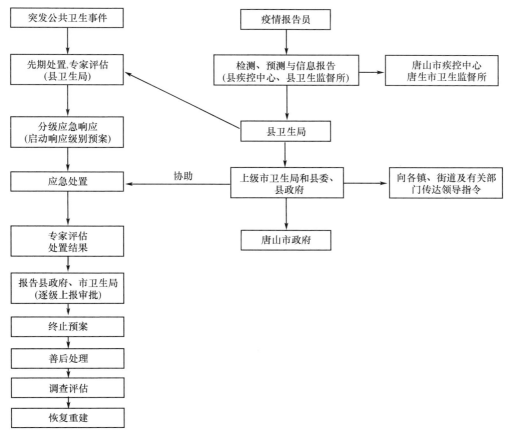

图 3-11　唐山市突发公共卫生事件应急处理流程

（2）上杭县突发公共卫生事件应急处理流程

上杭县在应对突发公共卫生事件时，对事件报告和事件控制等制定了详细的规范和流程，并对报告上交的时间进行了规定。其处理流程如图 3-12 所示。

（3）麻城市突发公共卫生事件应急处理流程

麻城市在处理突发公共卫生事件时，建立了中心领导小组和总值班，并对其职责进行了规定。其具体应急处理流程如图 3-13 所示。

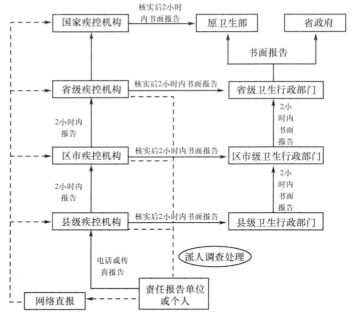

图 3-12　上杭县突发公共卫生事件应急处理流程

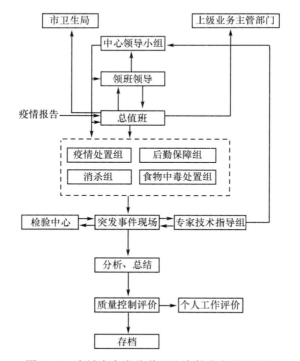

图 3-13　麻城市突发公共卫生事件应急处理流程

3.3.4 我国突发公共卫生事件应急机制中的问题及原因分析

2003 年 SARS 事件之后，我国政府痛定思痛，开始建立突发公共卫生事件应急机制，经过近十年的建设，我国突发公共卫生事件应急机制已基本建成。但仍然存在诸多不足，只有明确这些问题并找出问题的根源，才能有针对性地提出政策建议，并加以优化，进一步健全和完善我国的突发公共卫生事件应急机制。

通过文献荟萃分析的方法，查阅国内文献和卫生部应急平台收集的相关资料，结合唐山市、麻城市、上杭县突发公共卫生事件应急处理流程进行分析，归纳总结出我国突发公共卫生事件应急机制建设中存在的问题，主要表现在以下方面。

（1）突发公共卫生事件的响应能力不足

现行的信息报告网络系统尚不完善，信息报告和传输基础设施和设备简陋，网络终端尚未延伸到基层，各部门不同程度地存在监测机制不健全，尤其是基层疾病预防控制组织基础设施缺乏或不完备、监测设备和条件简陋、人员配备不到位、业务水平不高、经费保障难以落实等问题十分突出，导致识别和处置突发事件能力差、报告意识不强、存在监测盲区和空白点。目前的监测模式以被动监测为主，缺乏相应的激励机制和硬约束，对事件上报和分析产生了较长的迟滞时间。

突发公共卫生事件信息收集、分析、报告和通报制度不严格，政府及有关部门难以及时准确地掌握疫情。突发公共卫生事件的处理一般包括三个方面：一是对可能发生事件的预测；二是对已发生事件的及时正确处理；三是控制已发生事件波及其他人群和地区。及时准确地信息传递是正确处理突发事件的有力保障。由于信息通路不畅，一是不能及时获得准确全面的数据；二是没有形成信息平台，不能全面对突发事件进行综合分析与评价，从而无法准确预测、预报、预警，为政府决策提供科学依据；三是没有形成信息共享，由于数据来源于多个部门和系统，缺乏统一标准与共享机制，从而无法使已有的数据、信息为应急决策服务。

网络不健全及信息不畅延误了对突发事件的预测、预报、预警和及时正确地处理。同时我国尚未建立基于信息报告网络体系科学、有效的预测预警方法，无法满足突发公共类事件的预测预警及应急处置需要。常常是花很大的代价收集信息，但是却没有对信息进行严格甄别、有效分析和深度挖掘利用，预警机制尚未发挥应有的效用，这可能是我国的公共卫生应急机制落后于发达国家的主要原因之一。

（2）突发公共卫生事件的反应速度慢，指挥协调乏力

1）反应速度慢：没有权威性的指挥中心，影响对突发公共卫生事件的及时处理。发生突发公共卫生事件后，最初都由医疗和疾病控制方面处理，而突发公

共卫生事件不是医疗机构或公共卫生工作者能独立解决的，很多事件发展到难以控制时才由政府出面，往往此时事件已发展到很严重的地步。在处理重大突发公共卫生事件时，往往出现多头领导、各自为政、职责不清、资源分散浪费，不能形成一个高效的运作机制，延误了处理突发事件的最佳"战机"，导致事态扩大，给人民生命健康和经济发展带来很大损失。

2）指挥协调乏力：在卫生应急工作中，常常是政府的指挥调动在起关键作用，而不是依靠一套成熟的机制。而且处理突发公共卫生事件一般都由卫生部门独立承担，政府时常缺位，缺少其他部门的通力合作。突发公共事件应急指挥决策系统不完善，部门与部门之间、部门与地方之间缺乏统一规划，无法有效衔接，信息互联互通困难，信息资源不能共享。对突发事件的监测、流行病学调查、预警信息、发生和发展信息、评估和风险分析不能进行及时、有效地收集、报告、汇总、分析和提出科学的决策；另一方面，各有关部门重复建设严重，资源浪费与投入不足同时存在。目前，国务院成立了应急办公室，但除卫计委等少数部门外，相当一部分部门均未成立相应的应急管理机构，省级以下多由日常事务性机构或临时机构协调管理，职责不清，人员编制和经费得不到保障，日常应急管理工作难以到位，无法有效整合各种应急要素，不能有效实现突发公共卫生事件应急的分级负责和属地化管理。

（3）现有应急体系处理突发公共卫生事件能力不足

我国医疗卫生体系在构筑时就不是针对偶发、突发公共卫生事件的，尽管医疗和疾病控制机构不断深化改革，但在机制方面，特别是能力、队伍建设上仍然与有效处理各类突发重大公共卫生事件的要求相差很远。在不少地方，有的疾病控制机构还面临基本的生存问题，工作经费甚至连人员工资都难以保证，缺乏专业队伍，救援人员的防护用品及特效药物匮乏，人才流失严重。

1）应急医疗救治能力不强：相当多的医疗机构不具备应急处置的必要设施，医务人员缺乏应急意识和防护知识，不能有效地实施预防控制和医疗救治；医疗资源条块分割，没有实现属地化管理，缺乏统一有效的资源整合，没有形成高效应对突发性公共卫生事件的救治机制；综合医院应对突发事件和危重传染病患者的救治能力较差，医疗仪器设施、应急床位数量及救治药物的储备不足，不能适应突发事件特别是重大疫情紧急救治的需要；临床和疾病预防控制结合度差，长期以来的"重治轻防"导致上述两类机构功能割裂，在突发公共卫生事件应急处理及救灾防病方面，疾病控制机构与医疗机构之间缺乏有效沟通，导致医疗机构救治能力不强。

2）疾病预防控制体系薄弱：各级疾病预防控制机构普遍存在人员素质不高、设施条件落后的情况，职能不明确，工作效率低，人才相对缺乏，特别是在市县两级机构中，结构不合理，缺少应急防护、应急救治训练；公共卫生实验室没有能力配合突发公共卫生事件的处理，如缺乏系统的实验诊断技术，无法迅速排除已知病原体，也无完整的已知病原体实验诊断库。

3）应急检测技术支撑体系不完善：表现在各级、各类检测实验室装备仍比较落后，快速检测手段和能力不高，无法及时有效地对突发事件的病因、致害因素进行检测，难以提出科学有效的应对和防控措施。甚至有的实验室没有达到国务院《病原微生物实验室生物安全管理条例》规定的生物安全级别，仍在开展病原的诊断、检测、研究工作，构成病原泄漏和扩散的潜在危险；各级疾病控制部门的装备，一是老化；二是缺乏；三是储备不足或没有储备。

（4）公众宣传和健康教育力度不够

公众普遍缺乏应对突发公共卫生事件的常识、自我防护意识和自救互救能力。发生突发公共卫生事件时，群众的茫然、恐慌、无措常常会延误甚至阻碍卫生应急处理和救援，立足于常态化的卫生应急知识宣传机制和重点人群如基层医务人员、基层干部的健康教育机制没有有效地建立；很多情况下，卫生应急仅为政府部门应急，缺乏相关社会组织和个人动员机制。国外经验表明，具有自觉意识的公众参与可以大大提高卫生应急工作的效果。

（5）传统危机处理模式存在弊端

多年来，我国逐步形成的危机管理模式是一种"条块分割"的危机管理模式，这种模式虽有利于各职能部门、各专业救灾队伍作用的发挥，但也具有难以克服的局限，部门间责权关系不对称，导致各种危机管理部门之间"界面关系"模糊、各自为政、彼此缺乏协调。另外，由于拥有信息的组织分散、协调性差，导致信息在不同部门之间流通困难，减灾的信息整合程度低。职能部门之间、地区之间信息交流不畅，分散且零散的信息难以综合、继承、分析、处理。

戴维·奥斯本和特德·盖布勒指出，政府管理的目的是花少量的钱预防，而不是花大量的钱治疗。目前，我国危机管理实践中，缺乏运用过程的方法按危机发生的演变过程在"事前"、"事中"、"事后"各个环节建立起科学的危机管理流程。在实践中往往对"事中"环节有足够的重视，而忽略了危机的预防、监控和评估等环节；管理侧重点在"治"而不是"防"。

通过对问题的分析可以发现，许多问题不是孤立的，都有着相同或相关的原因，优化突发公共卫生事件应急机制必须着眼于了解这些问题背后的深层次根源及其作用机制，才能提出标本兼治的政策建议。借鉴国外成功应对突发公共卫生事件的经验，结合我们自身经验，对突发公共卫生事件应急处理机制提出几点改进意见：首先，应建立一个统一的应急指挥救治管理机构，实现对应急资源的有效管理，以防在突发公共卫生事件暴发时出现部门之间权责不清、相互推诿，从而导致应急反应速度慢、指挥协调乏力的情况出现；其次，由于突发公共卫生事件往往涉及多地区、多部门的协同处理，部门之间应该建立起快速、安全的通信措施，以便信息能够迅速准确地传送。现代科学技术的发展使信息技术在突发公共卫生事件的救治中得到了广泛应用，因此在指挥救治过程中应该实现指挥部与事件发生现场的实时信息共享，使指挥救治中心的指令能快速传到现场并贯彻实施，事件现场的救援情况也应实时传送到指挥中心，实现对突发公共事件的实时把握，为制定更好的应急策略服务；最后，进一步加强突发公共卫生事件的救治能力，通过构建数字化指挥救治平台，依托中心医院，实现院前、院内救治一体化模式，打造一条保卫人民生命健康的绿色通道，更好地实现突发公共卫生事件的救治。

3.3.5 我国医院在应急指挥与救治机制建设中存在的问题

近年来，各级医院都非常重视突发公共事件的医院应急指挥与救治工作，硬件建设和医疗水平有了日新月异的发展和进步，取得了巨大成绩。但是，通过查阅文献、专家访谈和实地调研，我们发现医院在突发公共事件的应急指挥与救治工作中仍然存在许多不足之处，具体表现在以下几个方面。

（1）缺乏完善的应急指挥机构和组织管理机构

目前，国家卫计委和地方卫生局建立了系统的卫生应急管理协调机制和应急指挥决策体系。但是具体到执行紧急医疗救援的医院来说，医院缺乏健全的、系统的、完善的应急指挥机构，应急救治团队建设整体水平不高。在灾难发生时，往往是在卫生局的牵头下，医院临时成立一个应急抢救领导小组，负责医疗抢救的指挥工作。各医院之间应急救治团队建设不规范，没有统一标准。人员及编组方面，组内分工不明确，人员组间分配不合理，医生和护士比例也不尽相同，抽组人员来源科室没有具体化，以致编组随意性大、人员结构不稳定、功能发挥受限。

（2）缺乏完备的应急预案

医院执行应急救治过程中，往往需要医疗、护理、后勤、政府等相关部门的密切有序配合，建立一套完备的应急救援预案。近年来，尽管各级医院在建立和完善突发公共事件应急预案方面做出了很多的努力，但与实际工作需要相比仍然存在一定的差距，其可行性、可操作性、科学性都有待实践检验和进一步提高。医院制定的各种预案五花八门，名称、类别上均没有统一；各类预案编写规范不统一；预案的要素没有统一；包含的预案种类没有标准；有些由上级卫生局统一制定的预案，制定容易死板，可操作性差，预案没有同时兼顾地域特点和担负的任务；预案的制定、修订程序没有统一标准。有的年初和执行任务前修改，有的每年修改一次，有的根据上级要求修改，有的每半年修改一次，修改程序上"指挥组发起、助理员草拟、专家讨论成稿"，有的由助理员直接修订。

（3）缺乏训练有素的应急救治团队

中国地震局应急司司长、原国际救援队队长徐德诗指出："由于总人数偏少，国内的专业救援服务在日见频繁的严重自然灾害面前显得力量缺乏"。目前，大多数医院应急救治团队队员缺少实战经验，在体能、战术和专业技术上不够全面。很多医院在执行灾害医疗救援过程中，往往是根据灾害发生类型，临时抽组内科、外科、专科等相关科室医护人员组成应急救援小组执行救援任务，救援小组成员不固定，随意组合性强，缺乏系统的、专业的灾害抢救知识培训，训练内容、训练时间、训练方式不统一，素质有待加强。因此，迫切需要医院建立一支常设的、训练有素的、综合性的灾害救援专业人员队伍。

（4）缺乏必要的应急物资储备和救援设备

卫生部门有一定的药品和器械储备，但面对紧急救援时，药品、救援设备等应急物资储备和快速调运能力方面仍显不足，特别是在基层医院，应急物资的储备和储存场所不足，更新、调运机制不完善，导致一旦发生重大突发公共事件，特别是在事件发生的初期，很容易出现准备不足、仓促应对的局面。在救援设备方面，部分医疗设备比较笨重，少数设备不符合实际需要，部分设备落伍，如 B 超设备不方便携带和装卸；大多装备没有固定存放的箱子，在运输中容易发生碰撞损坏。有学者对广西省医院应急能力调查研究发现，仅 6% 的被调查医院拥有足够的防护设备，然而在应急资源明显缺乏的情况下，却依然存在部分医院急救资源利用不合理的现象。在库房建设方面，部分医院库房陈旧、面积小、没有专门的管理人员、室内配备没有标准、室内摆设物品没有统一标准等。

（5）缺乏批量投送的交通装备及通信设施

在应急医疗救治过程中，如何把药品及医疗器械高效地投送到灾害救援地点，一直以来是卫生系统及应急物流系统需要研究解决的重要课题。灾害发生时，往往通信设施遭到严重破坏，导致通信中断，救援人员无法互相联系，严重影响医疗救援效果。在"5·12"汶川地震发生后，通过派遣大量的通讯专家和设备，经连夜抢修，历经 114 小时才完成通往外界的第一个呼叫，直接影响了医疗救治的开展。章竟等在《从汶川地震看我国地震灾害应急物流系统的建设》中指出，政府部门应建设通信应急系统，消除灾时通信盲点。信息化是全面建设现代应急医疗的一个发展方向。要实现灾害现场创伤救治的效能提升、各种应急医疗预案的快速展开、早期救治和灵活机动，必须要有一批高科技的数字化装备、智能化指挥决策平台，在快速机动、伤病员分类后送、应急医疗组织指挥、远程医学会诊等方面逐步实现小型化、智能化、自动化等目标，以满足新时期医院应急医疗建设的需要。针对我国自然灾害频繁，在交通和通讯条件受限的情况下，对装备的小型化、信息化等方面有严格的要求，过于笨重的装备不适应灾区自然条件的基本环境，因而在一定程度上将影响到装备性能的发挥；面对不同地域、不同环境下不同灾情的处置，实行人员、装备、药材等模块化建设，可以有效提高应急医疗的机动能力、救治效能。

（6）院前院内急救人员专业素质不高

由于我国急救、急诊领域的专业人才储备明显匮乏，对急救、急诊相关人员的教育、培训不足，高素质的医护人员由于薪酬等问题基本不会留在急诊科，造成了急诊专科人员的缺乏。在以往的急救中，院前急救医生一般年资较低、治疗能力有限，将患者转送到急诊室后，对患者的病情多以口头上的交接为主，而且内容较为简单，在病历的书写方面尚不能做到完全按照统一的标准、规范，在病史资料的获取上浪费了宝贵的时间。

（7）院前院内急救信息沟通机制不健全

院前院内急救信息沟通机制不健全的主要表现：在院前急救现场，院前急救医生不能将患者的抢救治疗信息及相关检查及时、快速地传递给医院急诊室，难以为患者进一步的院内治疗提供有价值的参考信息。另一方面，由于设备限制和信息不通，医院也不能及时将专科抢救治疗措施或诊断意见反馈给院前急救医生，急救医生很难在转运过程中施加有效的救治，这种信息传递断裂将会延误患者治疗，造成严重后果。

我国急救服务中存在问题的根源在于院前急救力量薄弱，这使大量的急救任务必须进入医院才能处理，院前的急救黄金时间白白浪费，同时又造成了院内急救资源紧张，因此，建立院前院内急救一体化模式，形成院前医生初步检查，进一步开具检查单，信息上报，院内医生提供治疗意见、指导院前必要救治活动的良性互动，无疑有助于缓解我国急救领域人才不足、效率不高等突出问题。20世纪 90 年代我国就提出了建立院前院内一体化急救模式的要求，但限于技术局限，直到现在，院前院内急救一体化的效果也不明显。

第4章
突发公共卫生事件数字化指挥与救治模式的构建

4.1　我国突发公共卫生事件应急处理存在的问题

我国是世界上遭受自然灾害最严重的国家之一，并且目前正处于城市化进程提速、经济增长和对外联系不断扩大的"发展黄金期"，同时又处于社会关系和利益结构发生重大变化的"亚稳定期"和"矛盾凸显期"，自然领域和社会生活中都面临着许多的矛盾和问题，极易诱发各类突发公共卫生事件，对人们的生命、精神、财产，社会秩序乃至国家安全带来极大的负面影响。在建设社会主义和谐社会的背景下，切实加强突发公共卫生事件的有序管理，提高指挥和救治突发公共卫生事件的能力，是构建社会主义和谐社会的重要内容，也是全面履行政府职能、提高行政能力的迫切要求。随着广大人民群众对政府处理突发公共卫生事件的能力和速度要求越来越高，突发公共卫生事件的应对和处理能力已经成为广大人民群众评判政府执政能力的重要标准。

我国突发公共卫生事件应急管理体系是在总结抗击"非典"的经验和教训的基础上建立起来的，在这个体系中，政府起着总揽全局的关键性和主导性作用。SARS 发生后，2004 年 3 月，卫生部成立了卫生应急办公室，负责全国突发公共卫生事件的预警、应急准备和组织协调处理工作；卫生部和地方各级人民政府根据《中华人民共和国传染病防治法》和《突发公共卫生事件应急条例》的规定，分别组织制定了突发公共卫生事件应急预案，建立了由疾病监测报告系统、国家突发公共卫生事件监测报告系统、医疗救治信息系统、卫生执法监督信息系统和应急指挥信息系统组成的突发公共卫生事件监测网络。2003 年，国务院批准了《突发公共卫生事件医疗救治体系建设规划》，在直辖市、省会城市和地级市建立紧急医疗救援中心；在直辖市、省会城市和地级市选择一所现有医院进行改建、扩建，建设不同规模的传染病专科医院或承担传染病防治任务的后备医院，在各县选择一所县级医院，通过改建、扩建设置不同规模的传染病科或传染病区。2007年11月1日，《中华人民共和国突发事件应对法》的正式实施表明我国致力于建立一个统一领导、综合协调、分类管理、分级负责、属地管理为主的应急管理体制。

总的来说，现行的突发公共卫生事件应急管理模式具有很多优势，如政府组织化程度较高，使政府在对待突发事件和处理危机上具有相当强大的动员能力。近年来，政府已经成功处理了多起重大突发公共卫生事件，积累了不少处理公共卫生危机事件、管理非常态社会的经验，但也存在一些问题和不足。

4.1.1 运行机制不健全

（1）信息良性互动机制缺失

政府与公众之间的信息良性互动机制尚未建立。主要表现在三个方面：一方面当面对突发公共卫生事件时，一些地方政府和相关部门首先想到的是屏蔽信息，不愿向公众公开。但事实上，在资讯高度发达的今天，政府的权威信息传播得越早、越多、越准确，就越有利于维护社会稳定和威信。另一方面在制度缺乏、信息不灵的情况下，公众往往不知道如何参与突发公共卫生事件的管理。例如，早在2008年初，就有部分消费者对三鹿奶粉产生了怀疑，正是由于信息良性互动机制的缺失，没有引起相关部门的重视，终于引发严重后果，给奶粉行业造成致命打击。最后政府各个部门之间也没有一个统一的信息互动机制。在很多情况下，危机的处理需要多个部门之间通力协作，但是政府各部门在面对突发公共卫生事件时还不能进行有机地结合，缺乏有效的内部协调机制。

（2）缺乏综合性的危机决策机制

缺乏综合性的危机决策机制主要表现在两个方面：一是缺乏起核心作用的协调机构和辅助性的研究机构。目前，卫生行政部门的职能仅限于医疗卫生服务、药品食品监督等，但实际上，直接涉及医疗卫生的管理部门要比一般人想象的更复杂，职能设定上负责全国卫生工作的国家卫计委只不过是其中之一。有学者做过统计，涉及医药卫生与国民健康领域管理的至少有10个部门，如药品由国家食品药品监督管理局负责、国境和国际旅行卫生由国家质量监督检验检疫总局管理、国家发改委管理医药价格。这种相近的职能造成了卫生管理部门政出多门、权责不清、缺乏问责、管理分散、效率低下等一系列行政管理弊端。二是缺乏辅助决策所需要的专家库和突发公共卫生事件案例库。由于缺乏一个稳定的突发公共卫生事件案例库，每次事件处理结束后，指挥部立即解散，应急管理经验没有得到保存。

（3）缺乏突发公共卫生事件事后处理机制

突发公共卫生事件对人的影响往往事后才会显现出来，因此，如何治疗各种突发公共卫生事件后遗症、抚平受害公众的心理创伤、尽快恢复其生理和心理健康、对原有工作机制和体制进行反思和检讨、发现问题、加以修正就显得尤为重要。

4.1.2 思想意识落后

虽然政府的危机意识在不断提高，但相对于实际情况仍有差距，特别是对突发公共卫生事件管理系统建设缺乏长远、系统和全面地规划和组织，没有将其纳入到国民经济和社会发展的总体规划中，顶层设计严重缺乏。突发公共卫生事件的管理及应对在政府职能设置上没有形成综合协调的平台和常设性工作机制。一些部门对突发公共卫生事件认识不足，对事件产生的后果存在侥幸心理，所制定的预案只限于部门内部，缺乏科学认证和可操作性的防范措施，没有形成研究性的对策机制。而且许多领导认识不到突发公共卫生事件会带来的严重的连锁反应，如经济崩溃、政府信任危机等。同时在突发公共卫生事件处理时，存在着相关部门领导麻木不仁、欺上瞒下、压制舆论等现象，造成这种现象的原因既有体制方面的缺陷，更是因为不少干部对公民的各项具体权力如公民的生命权和知情权等缺乏认真保护意识。在突发公共卫生事件预防处理上，在旧体制下形成的重救轻防的旧观念导致防灾减灾的物质投入上长期不协调，这使得有限的防灾减灾投入难以充分发挥作用，又弱化了社会灾害应急管理能力的建设，使社会在应对突发公共卫生事件打击时更加脆弱。

此外，我国对公众的危机教育不足，防灾救灾应急教育还没有纳入到相应的教学体系中，社会的警觉性较差，公众普遍缺乏自救的意识和能力。在这一方面，我国与发达国家的差距十分明显。

4.1.3 紧急状态下的社会动员能力不足

过去在计划经济条件下我国主要依靠政治优势和组织保证，一呼百应，确保了危机管理下的社会紧急动员。现阶段在市场经济条件下，随着国有企业的改制，基层组织建设也遇到种种问题，政府公信力严重下降，进行社会动员的难度明显加大，政府对各类非政府组织、基层单位、私营组织和公众个人的动员能力显著下降。在社会动员中，以前紧急状态下征用国有企业的车辆、物资，企业非常配合。现在改为民营企业后，需要征用车辆、物资时，民营企业往往以影响生产等各种理由拒绝。

突发公共卫生事件的应对需要的不仅仅是完备的突发公共卫生事件应对计划，还需要志愿者组织及私人机构提供援助。尽管具有传统的应对各类突发公共卫生事件的政治优势和组织保证，但目前各类非政府组织、社区及公众个人往往缺乏敏感的危机意识与良好的应对技能。因此，当遇到突发公共卫生事件时，政府无法充分动员社会的力量参与应对。

4.1.4　财力投入不足

突发公共卫生事件应急管理机制的建立与完善在很大程度上是由资金投入力度所决定的。从我国现有的政府财政支付能力和财政体制看，集中应对少数突发公共卫生事件的能力是具备的。但从全方位防范、常规性防范和现代化防范的要求看，资金尤显不足。根据卫生部《2010 年我国卫生事业发展情况简报》的数据，2010 年我国卫生费用比 2009 年增长 6.88%，不仅低于 2009 年的增长速度（21.42%），也滞后于国民经济增长，卫生总费用占 GDP 比重由 2009 年的 5.15% 降至 2010 年的 4.98%。根据世界卫生组织最新统计资料，2008 年我国人均卫生总费用为 265 美元，在世界卫生组织 193 个成员国中排名 115 位；卫生总费用占 GDP 比重位居世界卫生组织成员国的 150 位。统计表明，2010 年医疗机构费用为 14 736.74 亿元，公共卫生机构费用为 1687.22 亿元，分别占卫生总费用的 70.85% 和 8.11%。在医院费用中，城市医院、县医院、社区卫生服务中心、乡镇卫生院费用分别占 65.46%、20.24%、3.78% 和 10.23%，虽然基层医疗卫生机构所占比重略有增加，但我国医疗卫生资源利用和病人就医流向的不合理状况没有明显改善，仍主要流向城市大医院。投入的不足直接导致了公共卫生系统的软硬件薄弱，应对突发公共卫生事件的管理能力低下。因此，从一定意义上说，资金制约是当前完善我国公共卫生危机管理机制的一个最大的瓶颈。处于经济体制转轨的客观实际使我国的财政职能与西方发达国家的公共财政职能存在明显的差别。在长期的经济和社会转轨过程中，我国的财政政策历来是重视生产性投入，而对公共支出投入不足，特别是对公共服务支出的认识不足，从而导致在投入体制上出现投入不足或者根本就没有这方面的相关预算。

4.1.5　突发公共卫生事件模拟演练不足

在应对突发公共卫生事件的活动中开展应急演练是一个重要手段，它是对应急预案及应急培训效果的有效检验。然而，目前我国突发公共卫生事件的模拟演练还存在两个问题：一是突发公共卫生事件管理观念落后。公共卫生部门对突发公共卫生事件一直采取被动防御方针，对模拟演练的重要性缺乏认识。二是演习规模小。我国突发公共卫生事件的模拟演练一般都是小规模的演习，很少形成跨部门或跨地区的演习。而在美国等西方国家，有专门的危机管理机构负责突发事件的模拟演练，并且近年来，演练规模和次数逐渐增多。

4.1.6　基层公共卫生人才缺乏

突发公共卫生事件应急管理体系建设的另一大障碍是来自知识瓶颈所引发的风险。在高度紧急的情况下，指挥人员要能够对出现的突发公共卫生事件迅速做出正确决策。这就要求指挥人员能够掌握大量的专业知识和背景综合知识。我国现有的突发公共卫生应急管理体系虽然有一些专门训练机构，并且培养了大量的专业人才，以致从表面来看，公共卫生部门的人才已经饱和，但实际上这种饱和是人才的"假饱和"。这种"假饱和"包括两方面：一是公共卫生部门的人员数量不少，但接受正规系统培训的比例较少，这种现象在农村尤为突出。二是我国城乡发展不平衡，二元的城乡结构决定了城乡之间公共卫生体系发展不平衡。这种不平衡又造成了公共卫生人才过于集中到大中城市，而基层的疾病预防控制机构人员学历偏低，甚至没有专业文凭。因此，基层公共卫生隐患要多于大中城市，一些重大传染性疾病一旦在农村流行开来，后果将不堪设想。

随着经济社会的发展、综合国力的提升、国家对公共卫生事业的重视、人民群众对于生命健康的要求越来越高，国家对公共卫生事业的投入将会越来越高，相应的法制体系也会健全起来，政府官员对于突发公共卫生事件的认识也会与时俱进，现存的许多问题都会迎刃而解。随之而来的就是对突发公共卫生事件的响应速度、决策质量、指挥效率、救治能力的要求。传统的以政府为主导的指挥救治体系远远不能满足上述要求，这就要求我们去寻找一种高效的应急指挥救治体系。

随着社会进步，网络和电话等现代化通讯工具已经得到普遍的应用。因此，公共卫生管理部门在应对突发公共卫生事件时，可以考虑利用网络等现代化工具来确认和指导治疗一些传染性疾病，既能提高防治的效率，又可以确保医务人员在治疗患者时不被感染。例如，英国是甲型 H1N1 流感疫情最严重的欧洲国家之一。截至 2009 年 7 月 24 日，甲型 H1N1 流感在英国已导致 31 人死亡。为了有效测试感染甲型 H1N1 流感的人数，英国政府 23 日开通了全国流感服务系统，公众可通过网络和电话自测是否感染甲型 H1N1 流感，并获得相关治疗指导。英国有数百万人在线测试自己是否感染甲型 H1N1 流感。

从应用系统的角度来看，20 世纪 90 年代以来，由于计算机和通信技术的发展，将信息技术应用于各类突发事件管理成为应急领域的一个研究热点，使各种应急通信系统、监测预警系统、应急联动系统和应急信息管理系统得以开发和建设，并在实际中广泛应用，比较典型的如美国的飓风应急管理支持决策系统、应急消息管理系统、森林火灾管理信息系统、网络应急管理系统。其中，联邦应急管理信息系统综合考虑了应急管理的预防、准备、响应、恢复四个阶段，覆盖了应急管理过程中的计划、协调、响应、培训和演习事务等，网络应急管理系统则主要用于城市事故灾难管理、应急指挥调度、资源调度及文档管理等。

因此，为了应对发生频率越来越高的突发公共卫生事件，响应信息化时代的要求，我国亟需建立一个数字化的突发公共卫生事件指挥与救治平台，为应对突发公共卫生事件中的应急医疗处置提供强有力的技术支撑手段，这将对建立和健全迅速响应、正确决策、高效指挥、快速救治的指挥救治体系，减少事故灾难所造成的人员伤亡具有重要的意义。数字化指挥与救治平台的建设，以及在此基础上与国家应急平台进行对接，将极大地提高整个国家的应急指挥及医疗救治能力。

4.2 我国突发公共卫生事件处理面临的形势和任务

4.2.1 我国公共卫生事件面临的形势

虽然近些年我国在突发公共卫生事件的防治方面取得了很大的进步，并且改革开放以来，我国社会及经济各领域已经并在经历着深刻的变革和转变，社会和经济等方面取得了巨大的成就，社会、经济的发展也促进了公共卫生管理的发展。但是由于缺乏时间的积累，正如我国社会主义的发展不能跨越阶段积累的规律，我国尚处于公共卫生管理的初级阶段。由于近年来突发公共卫生事件的暴发正呈现多样性和高频率的特点，所以我国公共卫生的形势依然十分严峻。

"知己知彼，方能百战百胜"，及时、准确地了解和掌握各个时期突发公共卫生的现状及其发展趋势，有利于及时制定适宜的预防控制政策，有利于在突发公共卫生事件暴发时降低其危害，有利于指导和规范各类突发卫生事件应急处理工作。根据近些年我国突发公共卫生事件指挥救治的经验，我国突发公共卫生事件面临的形势和现状主要有以下方面。

（1）各类传染病仍然是突发公共卫生事件的主要危害

人类发展的历史也是与传染病做斗争的历史。社会在发展，新的传染病也不断出现。根据中国疾病预防控制中心的统计数据：2014年（2014年1月1日零时至12月31日24时），全国（不含港澳台，下同）共报告法定传染病发病7 184 391例，死亡16 629人，报告发病率为530.15/10万，死亡率为1.23/10万。

2014 年，全国共报告甲类传染病发病 27 例，死亡 3 人（均为鼠疫死亡病例）。报告发病率为 0.002/10 万，死亡率为 0.000 2/10 万，较 2013 年报告发病率下降 48.72%，报告死亡率上升 100%。乙类传染病除传染性非典型肺炎、脊髓灰质炎和白喉无发病、死亡报告外，其他共报告发病 3 075 945 例，死亡 16 056 人，报告发病率为 226.98/10 万，死亡率为 1.18/10 万，较 2013 年报告发病率上升 0.52%，报告死亡率下降 1.58%。报告发病数居前五位的病种依次为病毒性肝炎、肺结核、梅毒、细菌性和阿米巴性痢疾、淋病，占乙类传染病报告发病总数的 90.40%，报告死亡数居前五位的病种依次为艾滋病、肺结核、狂犬病、病毒性肝炎和人感染 H7N9 禽流感，占乙类传染病报告死亡总数的 98.24%。

丙类传染病除丝虫病无发病、死亡报告外，其他共报告发病 4 108 419 例，死亡 570 人。报告发病率为 303.17/10 万，报告死亡率为 0.042/10 万，较 2013 年报告发病率上升 22.21%，报告死亡率上升 95.81%。报告发病数居前五位的病种依次为手足口病、其他感染性腹泻病、流行性感冒、流行性腮腺炎和急性出血性结膜炎，占丙类报告发病总数的 99.57%，报告死亡数居前三位的为手足口病、流行性感冒和其他感染性腹泻病，占丙类传染病报告死亡总数的 99.47%。

按传播途径对甲乙类传染病的分类统计中，报告肠道传染病发病 251 893 例，死亡 38 人。报告发病率为 18.59/10 万，报告死亡率为 0.002 8/10 万，分别较 2013 年下降 12.79% 和 28.21%。其中，除脊髓灰质炎无发病、死亡报告外，与 2013 年相比，报告发病率上升的病种为甲型肝炎，下降的病种为霍乱、细菌性和阿米巴性痢疾、未分型肝炎、戊型肝炎、伤寒和副伤寒。报告呼吸道传染病发病 1 000 164 例，死亡 2417 人，报告发病率为 73.80/10 万，报告死亡率为 0.18/10 万，与 2013 年相比，报告发病率上升 2.07%，报告死亡率下降 9.30%。其中，除传染性非典型肺炎和白喉无发病、死亡报告外，与 2013 年相比，报告发病率上升的病种为人感染 H7N9 禽流感、百日咳、麻疹和猩红热，下降的病种为流行性脑脊髓膜炎和肺结核。报告自然疫源及虫媒传染病发病 125 275 例，死亡 1007 人，报告发病率为 9.24/10 万，报告死亡率为 0.074/10 万，与 2013 年相比，报告发病率上升 68.12%，报告死亡率下降 24.34%，报告发病率上升的病种为鼠疫、登革热、人感染高致病性禽流感、钩端螺旋体病、布鲁氏菌病和炭疽，下降的病种为流行性乙型脑炎、血吸虫病、疟疾、狂犬病和流行性出血热。报告血源及性传播传染病发病 1 698 214 例，死亡 12 582 人，报告发病率为 125.31/10 万，报告死亡率为 0.93/10 万，与 2013 年相比，报告发病率下降 1.05%，报告死亡率上升 2.96%，报告发病率上升的病种为艾滋病和梅毒，下降的病种为淋病、乙型肝炎和丙型肝炎。

与 2013 年相比，丙类传染病中报告发病率上升的病种为黑热病、流行性感冒、手足口病和急性出血性结膜炎，下降的病种为流行性腮腺炎、风疹、斑疹伤寒、其他感染性腹泻病、麻风病和包虫病。

（2）日常生活中中毒事件较为突出

日常生活中中毒事件不断，频繁发生的食物中毒事件使人们开始关注食品安全，农药、饲料添加剂等化学物的滥用所造成的健康和社会问题。近年来监测资料显示：市售蔬菜20%以上的农药残留超过国家标准，部分城市超标率达到了70%。在我国的部分地区中，猪肉中瘦肉精检出率高居不下。2008年的三鹿婴幼儿奶粉添加三聚氰胺事件，几乎毁掉了整个国内的奶粉行业。而铅污染又使我国儿童铅中毒发病人数急剧增多。2010年春节刚过，湖南郴州血铅中毒事件两次震惊全国。据统计，郴州市23 000多名儿童中54%血铅含量超过国家标准。此外，除食物中毒和环境污染造成的中毒外，药物中毒也占到总中毒人数的25%左右，主要为镇静催眠药物和抗精神类药物。

（3）职业中毒事件时有发生

严重危害作业工人身体健康的严重职业中毒近年来在一定程度上得到了控制，但仍时有发生。一是部分乡镇企业、三资企业的作业环境中仍存在有害物质浓度严重超标，铅、苯等职业中毒常常在一些乡镇企业、家庭作坊和外资企业中呈现上升趋势；特别是小煤矿、小矿山设备简陋、无机械通风，常常违章操作，导致甲烷、一氧化碳、二氧化碳等混合性气体浓度增高，引起中毒窒息，造成严重伤亡。二是随着各种新材料、新工艺的引进，新的职业中毒形式也在不断出现，如正乙烷、三氯甲烷、二氯乙烷、三氯乙烯等。随着化工工业的发展，我们必须面对更多新的有毒物质带来的新困难和新问题。根据全国30个省、自治区、直辖市（不包括西藏）和新疆生产建设兵团职业病报告，2013年共报告职业病26 393例。其中尘肺病23 152例，急性职业中毒637例，慢性职业中毒904例，其他类职业病1700例。从行业分布看，煤炭、有色金属、机械和建筑行业的职业病病例数较多，分别为15 078例、2 399例、983例和948例，共占报告总数的73.53%。2014年，国家安全生产监督管理总局共监督检查企业近25.8万家，职业卫生基础建设达标16万家，达标率为62.13%。发现职业卫生方面的问题和隐患49.2万项，下达执法文书22.2万份，罚款5820万元，责令停产整顿1904家，提请关闭1494家。这也是近年来关于二甲苯（p-xylene，PX）项目的新闻闹得沸沸扬扬的原因。尽管科学理性的声音及政府的交流对于消除PX项目的漫天流言有着积极作用，但也从侧面说明了人民群众对化工工业造成污染痛心疾首的态度。

（4）人为因素是诱发突发公共卫生事件的主要因素

突发公共卫生事件的诱发因素包括自然因素、人为因素及两种因素的共同作用。研究表明，突发公共卫生事件并不都是必然要发生的，有相当部分的突发公共卫生事件是可以避免的。事实上，绝大多数突发公共卫生事件的发生都是与人为因素密切相关的。在目前的科技水平下，人类尚无法有效地去控制和消除诱发突发公共卫生事件的自然因素，只能在一定范围内对这些自然因素进行有限地预测和监控，以尽量减少由这些自然因素导致的损害。但是，人类有可能在较大程度上去控制和减少诱发突发公共卫生事件的人为因素，并针对各种类型的突发公共卫生事件制定科学的应急预案，从而大大减轻突发公共卫生事件对人类社会的危害。所以，当前应把对诱发突发公共事件的人为因素的研究作为应对突发公共卫生事件的重点，找出导致突发公共卫生事件的人为因素，采取各种有效措施消除这些人为因素，变过去被动处置突发公共卫生事件为主动管理突发公共卫生事件。建立预防、减少突发公共卫生事件的长效机制。

（5）老龄化的加剧使常见病（心脏病、脑卒中、高血压、骨折等）的突发频率不断提升

全国第六次人口普查的数据显示，中国社会的老龄化现象越来越严重。《中国老龄产业发展报告（2014）》显示，2014 年我国老年人口 2.12 亿，老龄化水平高达 15.5%。老年人是心脑血管疾病和高血压的高发人群。数据显示，我国为脑卒中高发国家，年发病率为（185 ～ 219）例 /10 万人。脑卒中作为一种高发病率、高死亡率、高致残率、高复发率的疾病，给国家和家庭带来了巨大的经济负担，在生存的脑卒中患者中，2/3 以上存在不同程度的残疾。目前，急性缺血性脑卒中最有效的治疗方法是再灌注治疗（包括溶栓、机械取栓或支架置入术等）。在可挽救的缺血脑组织进展为梗死以前，通过恢复其血流量、再灌注治疗可挽救缺血半暗带组织、减小梗死面积和改善临床预后。急性缺血性脑卒中（AIS）在恢复脑灌注之前，1 分钟将死亡 190 万个神经元、140 亿个神经突触，所以说时间就是大脑、时间就是生命，在最短的时间内得到救治对于患者来说是至关重要的。

美国卡罗莱纳州的 Bruce 教授最近报道的一项研究发现，对于发病后及早就医的高危急性冠脉综合征患者，入院到球囊扩张（door to balloon，D2B）时间与远期心脏性死亡显著相关，D2B 的时间延迟显著影响急诊 PCI 术后的远期生存率。根据国际标准，要求将 D2B 的时间缩短到 90 分钟以内，而我国北京地区的数据显示，接受直接 PCI 的患者只有 22% 的 D2B 时间 < 90 分钟。

随着人类疾病图谱的变化、自然环境的恶化、社会发展模式的深刻转变，突发性疾病、突发公共卫生事件的发生呈现出高频次特征，医疗机构建立高效的疾

病应急急救平台是应对突发公共卫生事件的必然要求。基于现代通讯技术的发展成果，整合医疗机构院内急救资源，优化内部业务流程，建立院前院内的急救信息系统集成体系是提高应急响应速度、提高急救效率、保障人民生命健康的重要保证。

以心脑血管疾病为例。根据《2010 年第六次全国人口普查主要数据公报》，我国 60 岁及以上人口 1.77 亿，占总人口比例超过 13%，而老年人是心脑血管疾病的高发人群，每年新发心肌梗死人数至少 50 万。心肌梗死是由冠状动脉的急性闭塞造成心肌严重而持久缺血、缺氧甚至坏死所致，其特点是起病急、病情变化快、随时可能猝死。急性心肌梗死（AMI）是 "120" 接警次数较多的内科危重症之一，猝死率较高。急性心肌梗死最有效的治疗方法是早期对梗死相关动脉进行有效、充分、持续地再灌注。相关研究结果表明：发病后治疗时间越早，冠状动脉再通率越高，梗死面积越小，病死率越低，尽可能的早期溶栓或机械介入才能获得最佳治疗效果。

对于急性心肌梗死患者，时间就是心肌，时间就是生命，尽可能地缩短 D2B 时间尤为关键。根据国际标准，入院到溶栓开始（door-to-needle，D2N）时间 < 30 分钟、D2B 时间 < 90 分钟可以大大提高抢救成功率。调查显示，北京地区接受溶栓治疗的患者只有 7% 的 D2N 时间 < 30 分钟，接受直接 PCI 的患者只有 22% 的 D2B 时间 < 90 分钟。缩短患者的救治前时延是提高急救服务质量的瓶颈。借助信息技术，建立数字化急救平台、开展院前院内急救一体化、构建急救医疗服务体系院前院内一体化的绿色通道正日益受到卫生行政部门和医院的重视，也是未来急救医疗发展的方向。

因此，构建一个数字化的指挥救治中心不仅对突发公共卫生事件有重要作用，对于一些常见病的救治也有重要作用，可以从微观的角度更好地为人民群众的生命健康服务。

4.2.2 突发公共卫生事件数字化急救的目标

随着全球经济一体化进程的加快，经济与交流活动增加，人群流动日益频繁，这为疾病的传播与暴发提供了有利环境，使我国面临的公共卫生健康问题越来越严峻；同时社会与自然环境也发生了许多变化，比如环境污染、自然灾害、恐怖活动等一系列影响公众健康事件的增多也增加了突发公共卫生事件暴发的可能性。突发公共卫生事件往往发生突然，需要及时做出反应，快速采取现场措施，涉及危机管理方面的综合处理工作，需要众多部门在统一高效的指挥下，协同采取应对措施。建立突发公共卫生事件应急指挥系统是在危机的情况下有效控制疾病蔓延与减少损失的关键。

　　如何运用现代信息技术及信息资源管理技术提高对突发事件的监控、预警能力是目前自然灾害和事故灾难监测预警理论与技术研究中的热点。例如，美国军方对军事建筑、军营及军事设备周围的危险源检测及识别算法的研究非常重视；美国联邦政府及各州政府也非常重视如何利用计算机图像来检测、识别影响公共安全的突发事件的研究；我国也在运用先进的卫星技术和大规模计算技术对由天气、海洋等引起的自然灾害进行监测、预警，运用 GIS、GPRS、无线传感网络开展水质监测、矿井安全监控等，并取得了成功。

　　信息资源也是应急资源的重要组成部分。在突发公共卫生事件应急体系中，信息和通信技术是实施应急救援的手段保障。快速、准确地获得应急信息有助于应急指挥和救援人员做出正确的决策，对于重大突发公共卫生事件而言，往往有多个应急机构参与，因此这些机构和人员之间的信息交互和共享必不可少。《国家突发公共卫生事件应急预案》在信息系统建设方面指出："在充分利用现有资源的基础上建设医疗救治信息网络，实现医疗机构与卫生行政部门之间，以及卫生行政部门与相关部门间的信息共享"。

　　新时期各种各样的突发公共卫生事件给人们的生命财产安全造成极大的危害，对社会的稳定和国家的利益造成极大的影响。作为应对突发公共卫生事件的重要环节，应急指挥救治为挽救人民群众生命财产、稳定民心、减少损失发挥了巨大作用，是保障社会稳定的重要措施。在我国应对突发公共卫生事件的过程中，指挥与救治平台发挥了巨大的作用。尽管我国对突发公共卫生事件指挥救治的管理体系已经具备了较强的应急能力，但是在响应速度、决策的准确性、指挥效率和救治能力方面仍然有一些不足。因此，必须运用信息技术建立更加完备的数字化指挥与救治平台，以便切实提高我国应对突发公共卫生事件的能力。

　　传统突发公共卫生事件的报告体系方式已经不能适应当前突发公共卫生事件应急处理机制的需要，只有利用现代通讯技术、网络技术、计算机技术和多媒体技术，建立突发公共卫生事件信息采集、信息传输、数据处理、决策分析、综合调度、实时指挥的快速响应机制，集成综合数据系统、地理信息系统、在线数据收集管理系统、电子应急预案管理及实时评估调度系统、会议会商系统、综合查询系统、通讯调度系统、医疗管理系统、远程医学信息系统，才能满足快速预警和快速反应要求，以帮助应急指挥机构在最短的时间内对突发公共卫生事件做出快速的反应，并采取合理措施有效地动员和调度各种资源，执行决策、指挥、调度。为此，我们需要建立一套突发公共卫生事件数字化指挥和救治系统。

　　同时，以突发公共卫生事件数字化指挥救治平台为核心，形成一个上连省政府突发事件应急指挥中心、下连各级各类医疗卫生机构的信息化网络，实现对突发公共卫生事件的动态监测和预警分析，能为决策指挥的领导和参与指挥的人员及专家提供各种通讯和信息服务，提供决策依据、分析手段、指挥部署手段和监督监控方法，通过指挥救治平台能使决策指挥领导及时下达命令，迅速有效地掌握、调拨、利用各种资源，实施对突发公共卫生事件的应急处理，力求最大限度地减轻突发事件对公众健康及生命安全及社会经济稳定的威胁和破坏。

对于河南省而言，突发公共卫生事件数字化指挥救治平台的建设，要求形成一个覆盖全河南省的医疗卫生和疾病预防与控制的信息化网络，实现突发公共卫生事件信息的采集、传输、存储、处理、分析、预案确定及启动过程的信息化、自动化和网络化。同时要求形成一条分布式可逐级监测和处理河南省突发公共卫生事件应急的仿真信息管理网络。并且要形成一套包括实时准确监测、科学合理预测、及时有效发布和动态反馈评估功能的层次结构群决策体系，在高效、科学、合理三方面实现对突发公共卫生事件的决策支持。数字化指挥救治平台要求通过网络化、信息化的管理，使全省范围内突发公共卫生事件得到及时地控制与处理，通过平台对医疗卫生资源（包括医务人员、医疗用品等）进行针对特定突发公共卫生事件的科学调度，充分保证应急所需资源的配置。概括地讲，就是要实现迅速响应、正确决策、高效指挥、快速救治等四个方面的目标。

（1）快速响应

任何事物的出现都有一个产生、发展、成熟、消亡、更新的过程，突发公共卫生事件也是一样。对待突发公共卫生事件，最好的办法就是减少它的发生或者将其扼杀在萌芽之中，才能将其造成的危害降低到最小。由于我国的突发公共卫生应急防治体系不健全、事发初期的预警不灵敏、信息处理不畅通、决策程序不及时，很多时候突发公共卫生事件没有被控制在萌芽状态，而是渐成燎原之势后才意识到问题的严重性，这时候往往要耗费大量的人力、物力、财力去应对，突发公共卫生事件造成的危害巨大无比。例如，2003 年的 SARS 危机，于2002 年的 11 月出现在广东佛山。由于在 SARS 暴发的初期，没有引起相关部门的重视，导致其迅速形成流行态势，并蔓延成一场影响全中国的社会危机，不仅对我国当年的经济发展造成了极大的损害，也对人民群众的生命财产造成了无法挽回的损失。

数字化指挥救治平台的快速响应对突发公共卫生事件具有两方面的意义：一是能够及时预警突发公共卫生事件，第一时间对突发公共卫生事件做出反应，迅速控制突发公共卫生事件的蔓延，将其造成的损失降低到最小；二是快速地响应能够对患者在第一时间进行救治，为挽救病人生命赢得了宝贵的时间，符合国家以人为本的原则，同时也符合现代医学发展的趋势。

（2）正确决策

传统的卫生系信息系统不够完善，不能满足政府部门对整个河南省应对突发公共卫生事件处置的要求。现有的数据处理模式使数据处理滞后、信息描述不准确，造成了许多对突发公共卫生事件的误判、错判。错误的决策不仅造成了卫生资源的浪费，更贻误了应对公共卫生事件的最佳时机。

所以我们构建的数字化指挥救治平台要能在突发公共卫生事件暴发后的最短时间内做出正确而全面的反应，帮助政府进行科学有效地决策，使其能及时、有效地调集各种资源，实施疫情控制和医疗救治工作，减轻突发公共卫生事件对居民健康和生命安全造成的威胁，用最有效的控制手段和最小的资源投入将损失控制在最小范围内。

（3）高效指挥

面对突发公共卫生事件，数字化指挥救治平台需要构建一个高效、统一的应急指挥体系。指挥系统的集中领导、高效运转、统一调度是突发公共卫生事件中全社会共同支持、紧密协作的保障。高效的指挥系统框架应具备通用的术语、模块化的组织、整合的通讯、一元化指挥体系、适当的控制幅度、应急指挥所需特定的设备。借助数字化指挥救治中心高效、统一的应急指挥平台，打破"条块分割"的弊端，消除部门和地区的界限，达到及时、有效、高效地处理突发公共卫生事件的目的。

（4）快速救治

突发公共卫生的指挥与救治最终落脚点还是快速救治。数字化指挥救治平台的快速救治能力是突发公共卫生事件指挥救治中重要的一环。在突发公共卫生事件中，医院作为重要的防治机构和最先感知部门，是事件发生中受害者就医的首要场所，也是全程参与突发公共卫生事件处理的单位。医院应对能力的高低直接影响整个突发公共卫生事件防控工作的成败。为了更好地准备和应对突发公共卫生事件，医院之间应通过各种途径加强沟通、配合和协调，优化分配资源，统筹安排应急计划，实现各种应急信息的共享，才能有效提高应急救援能力水平，将突发公共卫生事件的危害降到最低水平。

4.3　数字化指挥与救治的内涵与模式创新

4.3.1　数字化应急指挥与救治的内涵界定

关于数字化应急指挥与救治，文献中对其描述有这样几个共同点：基于信息技术、依靠网络传输、提升应急指挥的效率、缩短应急救治的响应时间、提高应急指挥救治的管理水平。实际上，从我国目前应急指挥救治信息化发展的情况来看，要下一个明确的且能被大家都接受的定义会有一定的难度，但从指导数字化指挥救治平台有序发展的角度出发，结合河南省突发公共卫生事件指挥救治发展的实际需求，我们认为可以从以下三个方面阐述数字化指挥与救治的内涵。

一是数字化指挥救治是对现代突发公共卫生事件指挥救治的一种特征性描述，是信息化发展过程中的一种产物。所谓的"信息化"泛指重视信息利用的一种理念，而对承载信息的介质没有特别要求；而"数字化"则强调了信息内容的数字化，是专指数字化信息，并利用"数字化"的信息进行计算机处理，借助网络传输。因此"数字化"是包含在"信息化"之内的一个更具体的概念，是在信息化基础上的一个发展。数字化指挥救治的一个实质是高度利用计算机、网络通讯等现代化技术实现信息化，但对数字技术应用的要求更高，对数据利用更全面，对信息的共享程度更高，是对突发公共卫生事件指挥与救治过程的数字化和数字信息网络化的具体要求。

二是从功能和目的来看，数字化指挥救治就是充分利用信息技术手段，经过自上而下的设计，从指挥救治的高度出发，优化整个指挥救治的流程，提高指挥救治的效率，实现全方位的信息系统的应用；从技术应用来看，就是利用先进的计算机及网络技术，将突发公共卫生事件中病人的信息、疫情的信息与应急资源的信息进行最有效地收集、储存、传输与整合，实现指挥救治流程的最优化和信息利用的最大化；从涵盖范围来看，应该涵盖迅速响应流程、数据的收集传输、综合决策分析、知识体系支持、后勤保障服务、医院的组织管理等。

三是数字化指挥与救治平台的建设还应综合考虑三个因素。第一，动态过程，即按照指挥救治不同时期的需求逐步实现和不断拓展，分阶段实现对数字化技术、设备的全面整合和利用。第二，要支持区域性资源的共享，除了要构建自身的、功能齐全的信息管理系统综合应用平台外，还必须是一个开放的、能支持与自身之外的卫生数字化体系进行数据交换和信息共享的系统应用体系，建立平台与医院之间、平台与政府部门之间卫生数字化体系连接构成的区域性的指挥救治体系。第三，要满足各层次需求，即首先必须满足自身运行和管理需求，实时监控，及时调整；同时还要满足上级行政部门方便、及时获取所需信息，合理调配应急卫生资源，进行宏观管理和科学决策；还需要满足社会大众、新闻媒体便捷获取相关公共卫生事件信息，增加突发公共卫生事件的透明度，更好地调动整个社会的参与度。

建设数字化指挥救治平台就是要充分利用数字化设备、合理运用信息技术，完成各个应急部门的有机整合、应急救治流程的合理充足、管理模式的全面优化，实现数据利用最大化、信息共享通用化、管理程序规范化、领导决策科学化的目标。数字化指挥与救治是社会信息化发展的必然结果，只有建设数字化的指挥救治平台，面对突发公共卫生事件时才能达到迅速响应、正确决策、高效指挥、快速救治的目标。

4.3.2　数字化指挥与救治的模式创新

4.3.2.1 医院在防治突发公共卫生事件时的重要地位和作用

（1）监测预警作用

医院是突发公共卫生事件监测系统中不可或缺的重要构成部分，全国 2.6 万（截至 2015 年 5 月）所各级各类医院分布在城乡各地，是最早感知突发公共卫生事件的神经末梢，事件的首发病例和各种征兆在医院中的诊断、识别、上报是突发公共卫生事件得以早发现、早预防和早控制的重要前提。突发公共卫生事件虽然发生率低，但危害性大，其既具有发生的不确定性，又具有事件的先兆可监测性特点。事实上，大多数突发公共卫生事件特别是传染病疫情、食物中毒类突发公共卫生事件早期均有一些散发病例表现出特定的早期事件征兆，医院能否早期、敏感、高质量地发现这些有价值的线索无疑对处置突发公共卫生事件十分关键。

医院掌握着我国最重要的医疗卫生资源,始终参与突发事件处理的全过程(从初发到结束)，是突发公共卫生事件中最详细病人个案临床数据的拥有者。扩大医院信息系统的应用范围，建设医院突发公共卫生事件监测、预警系统，实现信息的标准化，实现信息的互联互通，使之能成为防范突发公共卫生事件的真实可靠的平台是一件利国利民的大事，是贯彻落实国务院《突发公共卫生事件应急条例》最具优先权和最具可行性的实事之一。

（2）现场救治作用

现场救援是拯救病人生命，恢复病人健康的关键。医院作为突发公共卫生事件的救治主体,接到突发事件求救报告后必须立即派有经验的医院人员争分夺秒，第一时间到达现场，并针对情况进行抢救与治疗，如控制疾病不使其加重、控制伤害不使其继续、控制传染性疾病不使其蔓延、按照相关疾病的处理原则采取相应的措施,做好现场的消毒处理、隔离与封闭,然后迅速将病人转回医院进行治疗。

（3）院内治疗

现场急救后，病因清楚的患者转回医院继续给予对因、对症的抢救和治疗；病因不清楚的要立即动用全院的力量，迅速查明原因。同时，院内治疗要防止院内的交叉感染，在大批病人突然到来时更要充分重视，抢救过程中一定要落实好消毒、隔离等预防措施，防止患者间的互相感染和对其他住院患者的感染等。

（4）信息沟通作用

一旦突发公共卫生事件发生，医院接手后，必须按照《突发公共卫生事件应急条例》的要求，报告可能引发的病因和原因、可能进一步发生的危害等。同时要保证信息上报的及时性、准确性。另外，医院也面临着与其他医院、部门间的沟通，征得卫生行政主管部门的同意后，可以开展广泛宣传，对突发事件的产生原因、可能造成的危害、预防和治疗措施进行宣教，将信息更广泛地传播给社会大众，调动群众参与的积极性，为更好地应对突发公共卫生事件创造一个良好的群众基础。

（5）与各部门的协调作用

突发公共卫生事件不仅仅是医院的事，也不单是卫生部门的事，它涉及整个社会的方方面面，因此必须全社会共同努力、万众一心、齐心协力，才能最终处理和解决该事件。医院处在突发事件的中心，因此在其中起着关键的协调作用，如与发生该事件的单位、地区领导及病人亲属的协调，与疾病控制中心的协调，与政府卫生行政主管部门和其他医疗机构的协调，与物资供应和药品供应部门的协调，与医学研究机构、药学研究机构和药检机构的协调，与公安和其他安全部门的协调，与宣传、教育、新闻等部门的协调等。

总之，医院在处理突发公共卫生事件中的作用十分重要，这是由医院在突发公共卫生事件中所处的位置决定的。突发公共卫生事件的应对需要集中、动员、协调院内外的各种力量和资源，强力、高效的应急指挥机构是保证医院成功应对突发公共卫生事件的关键。综合医院要努力形成统一、高效、权威、信息通畅、反应快捷、指挥有力、责任明确的突发公共卫生事件应急处置机制。同时，突发公共卫生事件的应对需要包括医院在内的多个部门的协调与配合，医疗机构之间及医疗机构与非医疗机构之间的配合协作均十分重要。

因此，需要一个由区域中心医院主导的突发公共卫生事件指挥与救治中心，能够统筹安排调动各种应急资源，下连各级各类医疗卫生机构，实现对突发公共卫生事件的动态监测和预警分析，能够为决策指挥的领导和参与指挥的人员和专家提供各种通讯和信息服务，迅速有效地掌握、调拨、利用各种资源，实施对突发公共卫生事件的应急救治。同时，依托区域中心医院的医疗优势，实现应急救治的院内院外一体化模式，力求最大限度地减轻突发事件对公众生命健康安全造成的危害。

4.3.2.2　国外医院院前院内急救一体化的实施

急救医疗体系包括院前急救体系和院内急救体系，两者密不可分。院前院内急救一体化是指将院前急救、急诊室急救及 ICU 抢救三者，运用适当的信息技术、调度机制、法律规范及管理模式在互为呼应的基础上有效融为一体，使其能够构建一条畅通的生命绿色通道。

国外对于院前院内急救一体化的研究较早，其中以美国和法国的急救医疗模式最具代表性。

美国的急救模式以快速反应和联动机制著称，强调以院内急诊为主，坚持"快速转运"的急救理念。美国急救的院前院内衔接情况：指挥调度人员与现场急救人员、院内急诊医生、护士保持密切联系，院内急诊医生可根据现场急救人员提供的相关信息进行必要的准备和指导，院前急救人员按照调度人员的指挥将病人转送到最合适的医院，院前院内的衔接点一般是医院的急诊科。

法国的急救高度重视调度流程和信息化管理，救护车配置较高，有"流动ICU"的之称。法国急救的院前院内衔接情况：对于危急重病人的抢救，现场急救人员是独立的医疗团队，具有较高的医疗救治能力，所以一般的急救工作可在现场完成。当伤病者需要进一步的治疗和手术时，会被送到专科医院和有能力的综合医院。由于基本的医疗处理可在院外完成，院前急救医生主要与院内专业科室和医生保持联系，要求院内医生对进一步的诊断和治疗做好准备，同时提供有效的信息支持。院前院内的衔接点一般更向外延伸，可以是医院的急诊科，也可以是医院的重症监护室、手术室或专业科室。

综合比较美国和法国的急救模式可以看出，院前院内急救的一体化应能将患者的抢救治疗及相关检查信息在患者未入院之前或在即将进入医院的路途中及时传递给医院，从而为患者进一步进行院内治疗提供有价值的参考信息，同时能及时的将医院床位的动态信息、专科抢救治疗措施或诊断意见反馈给院前急救医生。院前急救过程中信息的畅通及与院内临床信息系统的对接在院前院内急救的无缝衔接中起到重要的作用。

4.3.2.3　基于远程医疗平台的突发公共卫生事件应急救治的院内院外一体化模式

改革开放和经济建设的发展使我国社会居民的物质生活水平和经济活动模式发生了巨大转变。随着我国经济的发达和社会的进步，社会居民平均活动空间逐渐拓展，居民聚集性和移动性迅速增加。经济越发达，商贸活动越密集，跨地区、跨国界的人员往来就越频繁。这种社会活动形式的变化，对经济发展和社会进步固然产生重大的推动作用，但是从流行病学角度看，这种社会活动形式的变迁，使传染性疾病发生和蔓延的危险性成为很严重的问题。

现代社会的高速发展对中国公共卫生医疗事业信息化的建设提出了新的要求，特别是对城市卫生保障部门针对各种突发事件的应急急救系统信息化提出了更高的要求。资料显示，近几年我国每年突发事件高达120万起，造成至少20万人死亡，170万人（次）伤残，200万户家庭因此陷入贫困，2亿人（次）受到不同程度的影响，直接损失超过3000亿人民币。为应对突发性公共卫生事件对社会生活和经济发展的影响，切实保障人民群众的健康与生命安全，国务院及时部署了关于建设和完善国家突发公共卫生事件应急反应机制的任务。国家"十二五"规划纲要中写入了"加强公共安全体系建设，健全突发事件应急体系"的有关内容，并单列了相关章节，强调"健全应急管理组织体系，完善应急预案体系，强化基层应急管理能力"等方面的内容，这显示出国务院对应急急救体系信息化建设的高度重视。而建立公共卫生应急指挥与救治系统是其中一个重要组成部分。

面对突发公共卫生事件对社会造成的威胁，卫生部门承担着疾病控制和医疗救治等方面的任务。面对疫情或事件对社会造成的威胁，要求立即组织专家分析，集结救治队伍，采取控制和救治措施，调配药品、设备、材料等各种卫生资源。为了完成好这些任务，需要对事件的危害程度和发展趋势进行精确的判定、科学地制定应对措施、合理部署医疗卫生资源实施防控和救治工作，需要利用现代信息技术和网络手段，高效、快速地完成应对突发事件的指挥处置。

同时，医疗行业的发展与竞争要求医院急救运作模式不再是消极地在急诊科等待病人，而是扩大到走出医院致力于院前抢救；院前抢救的特点是病情急、时间紧、急救条件受限、病情复杂或病种涉及多科，这就要求救护人员急救技能娴熟，掌握全科知识，能迅速做出正确诊断，缩短患者的救治前时延，及时采取有效措施，危重情况往往需要先"救"后"送"。各个医院的现实情况是救护人员水平参差不齐，任何时机延误或措施失当都有可能造成原本有希望救活的伤患失去生存机会。

院前急救体系是公共卫生服务体系的重要组成部分，随着院前急救需求的不断增长，迅速建立院前急救办公信息系统已势在必行。而3G网络的普及为开展院前急救信息化工作提供了技术保证。院前急救体系建设是以提高医疗急救能力、缩短院前急救时间、提高抢救成功率为目标。坚持统一规划、统一管理、统一指挥调度和依法、科学、符合实际、保证效益的原则，借鉴国内外医疗急救体系建设的先进经验，合理利用卫生资源，深化医疗急救管理体制改革，科学制定院前急救体系建设方案。

　　基于此，作为微观组织的医院的院前急救系统应与社会卫生应急指挥系统进行衔接，形成以区域大型医院为主导的卫生应急指挥与救治系统。在发生突发公共卫生事件时，卫星指挥车和数字化救护车快速到达指定位置，通过卫星、光纤、3G/4G 网络、微波等通讯技术，快速建立应急指挥系统，在急救车到达现场的第一时间即通过远程医疗平台建立救护车与接诊医院、远端专家的信息通路，信息内容涵盖完整车内患者生命体征波形、快速抢救病历及音视频信息、患者专科诊断诊疗信息，从而真正支持远程救护指导、提前制定抢救方案与接诊准备，真正建立起院前急救和院内急救一体化的急救绿色通道，增加患者的救治成功率。基于远程医疗平台的院内院外应急救治一体化模式如图 4-1 所示。

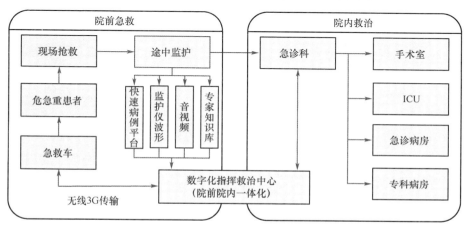

图 4-1　基于远程医疗平台的应急救治的院内院外一体化模式

4.3.2.4　基于远程医疗平台的院前院内急救一体化流程

　　传统的急救模式院前与院内严重脱节，院前急救病人在被 120 急救车送达医院急诊室后，各项急救工作才着手开始。如果是危急重病人还需要相关科室进行紧急会诊，会诊医生即使很快到达也丧失了宝贵的抢救时机。尤其是在处理重大突发事件时，这种急救模式的缺点更为明显。

　　由于传统基于语音呼叫业务的急救指挥调度系统已经越来越难以满足人们对更及时、更准确、更有效的急救服务的需求。数字化指挥救治中心在保留原有的通信指挥调度系统基础之上，利用 3G 无线技术将医疗信息无缝连接，对现有系统及其功能进行了全方位的提升，实现院内急救与院内救治的一体化。利用 GPS 定位导航 /GIS 信息系统提高了救护车定位、识别、跟踪、导航的准确性，实现了动态调度和管理，提高了救护车和救援队员的反应速度和利用率；应用 3G 视频监视系统零距离地实时监视急救现场和救护车上的抢救情况，大大提高了 120

急救指挥调度中心、医院急诊科对院前急救的掌控能力和远程支援能力；引入3G无线生命体征远程监护系统和专家分析会诊系统，实现了在急救现场、转运途中和院内救治对患者生命体征信息进行全程不间断地监护，可最大限度地减少伤残率、降低死亡率。院前院内急救一体化的运作流程如下：

（1）院前急救现场

及时地通过3G网络传输将患者的抢救治疗信息及相关检查及时快速地传递给医院急诊室，从而为患者进一步进行院内治疗提供有价值的参考信息。信息的沟通主要体现在以下三个方面：①救护车工作平台和终端无线电脑、指挥救治中心数据库和专家指导信息平台连接；②指挥救治中心与医院急诊科工作平台连接。在系统的指导下，现场和途中转运过程中可以接受到最佳的抢救和治疗方案，同时也可以通过该系统与指挥中心或医院急诊科进行实时信息沟通，便于指导现场救治，提高了诊断和治疗的准确率。③救护车终端电脑能够采集和传输患者基本信息、生命体征和多参数监护数据，包括多导心电图及现场图像；救护车终端电脑工作台具有诊断、治疗和用药指导模型，可根据院前急救现场采集的信息做出初步诊断和治疗，同时可接受指挥中心和医院传来的指导信息。④救护车终端电脑具有城市所有医院与急救有关的各类信息，包括急救能力和收治能力；救护车终端电脑具有数字化地理信息系统，便于指导救护车快速到达现场或医院。

（2）院前急救平台

针对院前急救医生资质较低的现实问题，远程医学系统可以迅速建立急救现场与院内专家的互联，得到高水平专家的应急救治指导。

首先，在突发公共卫生事件发生后，指挥救治中心接到救治指令，救护车会前往事发地点。在救护车到达现场的第一时间，将监护仪与指挥中心进行连接，把监护仪波形通过3G网络直接显示在指挥救治中心大屏上，同时将监护仪数据自动保存并永久存储。针对不同的环境，在救护现场提供两种装备，急救车上利用固定式的摄像头，对于救护车无法到达的地方，比如高楼、车辆堵塞的车祸现场、山区等，利用专用的穿戴式装备，将音视频同步传输到指挥中心。

然后在转运过程中，系统为救护车内医护人员与医院提供双向的语音视频交流功能，可以在转运途中提供远程急救指导。救护车内千万级像素的图像自动拍摄和上传功能在有限网络带宽条件下，提供静态高清画面，更好地将救护车内患者生命形态、体貌特征、病情反应等情况及时传送回医院。

接下来是车载病历的快速处理平台。由于在救护车上处理危重患者时，医护人员处理抢救病历的时间有限，所以利用平板电脑，用触屏点选的方式在几十秒的时间内将完整的病历处理完，这样既能节省时间又能将这些病历数据进行二次利用传输给院内急救中心，给医务工作人员提供一份完整的院前急救的数据。

同时，车载的另一个子系统——专家知识库帮助随车医生在面对不擅长的病情时，能够将各项流程在抢救前温习或学习一遍，及时有效地提高急救医生的水平；并且救护车能够将车内的检查数据及时传输到指挥救治中心，并进行急诊手术的预约、ICU 的提前准备。

（3）院内急救平台

在院内的指挥救治中心大屏上，可以利用急救车上的 GPS 定位子系统，准确查看所有救护车的位置，为医院的接诊做好准备。而院内还有一台液晶电视机，这台液晶电视显示车上监护仪实时的波形，同时还可以把数据采集到服务器，以趋势形式显示在平台里。利用 3G 网络可以将患者局部的高清图像及时传输给院方专家。利用车内音视频和专家进行远程交互，对车上的抢救医生进行远程的紧急指导，如危急患者在堵车的路上，患者病情发生变化，车上的抢救医生没办法进行处理时，远端医院的专家即可进行远程的指导进行抢救。

对于指挥救治中心来说，音视频可以作为一个领导决策指挥系统，对抢救现场快速做出决策；而对于医院来说，对需要的患者可以提前进行专家会诊，为患者的抢救赢得宝贵的时间。院内急救平台如图 4-2 所示。

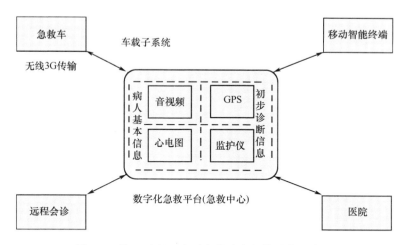

图 4-2 基于远程医疗平台的院内急救平台示意图

4.3.3 突发公共卫生事件数字化指挥救治的流程

当突发公共卫生事件发生后，指挥与救治中心应做到迅速响应、对突发公共卫生事件应急处理和人员的救治，其响应和指挥救治流程如图 4-3 所示。

各指挥与救治组织的职责为：

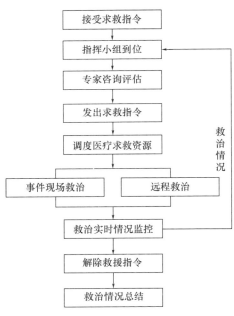

图 4-3　突发公共卫生事件数字化指挥与
救治的一般流程

1）卫生救援指挥小组的职责：卫生行政部门成立相应的突发公共卫生事件医疗救援领导小组，领导行政区域内突发公共事件医疗卫生救援工作，承担各类突发公共事件医疗卫生救援的组织、协调任务，并指定机构负责日常工作。在突发公共卫生事件现场设立现场医疗卫生救援指挥部，统一指挥、协调现场医疗卫生救援工作。

2）专家组的职责：卫生行政部门组建相应的专家组，对突发公共卫生事件医疗卫生救援工作提供咨询建议、技术指导和支持。

3）卫生救援机构的职责：各级各类医疗机构承担着突发公共卫生事件的医疗卫生救援任务。其中，各级医疗急救中心（站）、化学中毒和核辐射事故应急医疗救治专业机构承担突发公共卫生事件现场医疗卫生救援和伤员转送；疾病预防控制机构和卫生监督机构根据各自职能做好突发公共事件中的疾病预防控制和卫生监督工作。

（1）指挥救治作业流程

按照突发公共卫生事件类型，向相关单位进行情况通报，发出动员预令，同时根据进一步的情况通报，在听取专家组处置建议后，以相关应急预案为基础，结合各医疗机构的具体情况和保障能力，形成具体应急方案，下达各医疗救治单位执行。对各医疗单位执行计划的情况，指挥中心及时进行监控和指导。突发公共卫生事件指挥与救治的具体作业流程如图 4-4 所示。

（2）现场与远程救治指挥流程

在接到突发公共卫生事件应急预案指令后，河南临床救治中心和河南远程医疗中心应及时成立突发公共卫生事件应急管理中心，启动突发公共卫生事件数字化指挥与救治平台，确定事件发生的地点和规模，通知事件发生现场的卫生机构和医疗部门组织现场救援，控制事件的发展和疾病的蔓延，并利用河南省远程医学中心，建立远程医疗咨询、远程医疗救治和远程会议等系统，整合医疗资源，对现场人员救治提供远程支持。

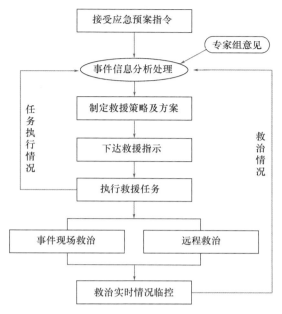

图 4-4　应急指挥作业流程

医疗卫生救援应急队伍在接到救援指令后要及时赶赴现场，并成立现场救援指挥部，根据指挥小组的安排全力开展医疗卫生救援工作，同时对现场人员伤亡、卫生防疫信息等数据进行采集，并上报指挥中心。在实施医疗卫生救援的过程中，既要积极开展救治，又要注重自我防护，确保安全。现场与远程救治指挥流程如图 4-5 所示。

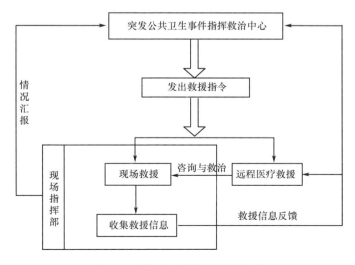

图 4-5　现场与远程救治指挥流程

为了及时准确地掌握突发事件的现场情况，做好现场医疗卫生救援指挥工作，卫生行政部门应在突发事件现场设置现场救援指挥部，分管领导要及时指挥，减少中间环节，提高决策效率，加快抢救进程。现场医疗卫生救援指挥部要接受突发公共事件现场处置指挥机构的领导，加强与现场各救援部门的沟通与协调，做到相互之间的信息互通。

（3）医疗卫生应急救援结束

突发公共事件现场医疗卫生救援工作完成，伤病员在医疗机构得到救治，经本级人民政府或同级突发公共事件应急指挥机构批准，或经同级卫生行政部门批准，医疗卫生救援领导小组可宣布医疗卫生救援应急响应终止，并将医疗卫生救援应急响应终止的信息报告上级卫生行政部门。结束救援行动后，对行动进行总结，统计物资消耗情况并及时进行补充，结合行动方案对原有的动员预案进行调整、修改。

4.3.4 突发公共卫生事件数字化指挥与救治平台的基本功能

通过前面对突发公共卫生事件的一般处理流程和相关部门的职责分析，可以得出突发公共卫生事件数字化指挥与救治平台在突发公共卫生事件处理与管理中的地位与作用：数字化指挥与救治平台应在突发事件发生时，通过对各卫生部门传输过来的数据进行分析，对突发事件进行分类和分级，然后通过数据库、各决策支持平台的支撑，迅速、合理地制定出突发事件的管理策略和患者救治策略等，并予以实施。因此数字化指挥与救治平台的基本功能应包括以下几个方面。

（1）信息收集与分析功能

收集准确、及时、全面的突发事件的相关信息是进行应急管理和科学决策的前提，而及时、准确的信息网络可以提供满足使用者需求的专门设计信息产品，提高效率，降低成本，并通过完善的数据库和信息提高指挥者的决策水平。由于处理突发公共卫生事件需要多个部门之间的相互沟通和合作，因而突发事件信息系统的建设应该在包括各单项、各部门信息系统的基础上，逐步组成全省或地区的综合信息网络，其功能主要体现在突发事件预警、事件追踪、事件评估和对策建议方面。

（2）突发公共卫生事件的评估与触发启动功能

通过建立突发公共卫生事件卫生资源数据库，建立数据信息分析工具，对不同的突发事件类型建立相应的评估和应急响应预案机制，以疾病和事件来设立不同的报告系统，根据对整合的信息和资料数据的分析评估，判定突发事件的级别，并向相应的政府机构提出应急预案启动建议。

（3）指挥功能

指挥功能是突发公共卫生事件数字化指挥与救治平台建设体系中的重要基础，当医疗救治机构接到救援指令后，应迅速成立由河南临床救治中心和河南省远程医学中心组成的指挥小组，指挥现场为桌面终端网络，电话系统和大屏实时图像显示。指挥小组与专家根据收集的信息和数据，分析突发公共卫生事件的发展趋势，提出具体的处置方案和工作建议，并利用视频接收设备、通讯系统、数据分析系统等设施，为现场救援工作提出决策和建议。

（4）视频会议功能

建立卫计委、各卫生厅局和各救治医院的视频会议系统，可以实时进行远程视频会议，更快速、合理、科学地制定突发事件的指挥与救治决策。

（5）通讯功能

利用专线、网络、移动通信设备等建立指挥中心与其他相关单位的数据通信网络。可以使指挥中心快速准确地得到突发事件的现场信息，为救援工作提供信息基础；并使指挥中心的命令和建议更好地传达到各部门，更快速有效地进行突发事件的管理工作。

（6）人员救治功能

迅速集结队伍，调集应急设备、药品、物质等，展开医疗救治和重病员转送、流行病学调查和消毒、隔离工作；组织疫情的检测、调查、控制和无害化处理，开展传染病的检测和管理；并利用现代远程医疗技术，组织相关医疗专家对突发事件现场人员救治提供医疗咨询与远程指挥救治，实现院前院内救治的一体化，最大限度地保障人民群众的生命健康，采取有效措施控制突发公共卫生事件的蔓延，协助卫生部门更好地应对突发公共卫生事件。

4.4 突发公共卫生事件数字化指挥与救治系统构建的目标与原则

4.4.1 数字化指挥与救治平台的建设目标

数字化指挥与救治平台具体要实现以下目标。

（1）建立统一的数据资源

系统将建立一套集采集、整理和储备功能于一体，并且适合河南省突发公共卫生事件应急指挥所需的基础数据资源，包括应急资源、社会自然资源、公共危险因素等，其中应急资源包括应急网络、专业人才、医疗设备、应急药品、血液储备、床位资源、救护车辆等与应急响应密切相关的应急资源。

（2）建立一套跨越资源"孤岛"的信息平台

卫生部门及相关部门建立各自的业务软件系统，包括突发公共卫生事件上报和处理分析系统、120指挥信息系统、远程会诊系统、呼叫中心和指挥调度系统等。系统将在此基础上对现有各卫生系统的数据进行整合，建立一个跨越资源"孤岛"的信息平台，以实现对资源数据收集的自动化、共享化和实时化。

（3）建立一套合适的方针信息管理网络

依靠某公司先进的技术平台，建立一套适合河南省的突发公共卫生事件应急指挥的方针信息管理网络，通过先进的管理技术、信息技术、通信技术和网络技术实现对河南省突发公共卫生事件分析、鉴别、应急预案制定的模型化，以提高对突发公共卫生事件的应对能力。

（4）及时控制与处理突发公共卫生事件

通过信息化、网络化、智能化、标准化的管理，以及高效、合理地资源调配，使突发公共卫生事件得到及时地控制与处理。

（5）实现对应急资源统一指挥调度

通过系统可以对应急药品、医疗设备、血液、专业人员、120指挥中心资源、各种社会资源及其他与突发公共卫生事件应急指挥有关资源进行统一地配置和指挥调度。

4.4.2 构建的原则

突发公共卫生事件数字化指挥和救治平台的构建是一项结构复杂、技术难度大、功能强、涉及面广的信息网络数据建设工程，为确保工程达到预期的目的，项目的建设应遵循全面性、实用性、可靠性、可操作性、经济性和先进性的基本原则，具体体现在以下三个方面。

（1）全面性

数字化指挥救治平台应该能够涵盖处置各类突发事件的所有方面，任何方面的遗漏都有可能在遇到突发事件时暴露出问题，并可能导致灾难性后果。

（2）实用性

数字化指挥救治平台的涵盖面很广，任何一个子系统都可以扩展到很大范围的应用，在建设这个大系统时，我们要区分需求的迫切程度，以实际需求为核心，保证设计功能具有实际应用价值。同时要考虑到系统设计的地域广、人员多，系统设计时必须考虑系统的易维护和管理性，应能保证系统在运行过程中出现故障时能够快速、准确地定位和排除。

（3）先进性

系统建设应遵循"整体布局、分步实施、实用先进、突出重点"的原则。以应用为驱动，在充分利用现有设施和资源的条件下，力求高起点，既满足近期需求，又适应长远发展的需要。

（4）标准化与灵活性

充分考虑现代信息技术的飞速发展，适应未来功能升级的需求，使系统具有开放性、兼容性、扩展性。系统建设应优先选择符合开放性和国际标准化的产品和技术，在应用开发中，数据规范、指标代码体系、接口标准都应该遵循国家及国际规范要求。同时，计划赶不上变化，任何根据以往经验和预测方法构建出来的系统都不可能解决未来发生的所有问题。这就要求构建出来的数字化指挥救治平台的各个功能模块可以很方便地进行组合和切换，从而在突发事件发生时更恰当地根据当前实际需要达到有效控制事件的影响范围，并最大限度地减少突发事件造成的损失。

（5）可操作性

数字化指挥救治平台设计的目的就是为了在突发事件出现时可以立刻进行处置，因此，必须具备可操作性的特点。这个可操作性在突发事件战时状态下能够救灾和减灾,非警戒状态及平时状态下则可以用以训练人员和普及突发事件应急知识。

（6）可靠性

有许多重大突发卫生事件造成的破坏性后果是相当巨大的，甚至是人类无法承受的，对于这些重大事件，数字化指挥救治系统应该能够提供更高的可靠性。

提供高可靠性的一个常用手段就是提供多种处置方案，并且多种处置方案之间应该尽量独立、不互相依赖。这是由于突发事件在发生时，波及面往往不能在事前完全预料，并且极有可能遭受突发事件的影响而丧失部分功能，这时备用系统便成为提高可靠性的重要保证。

例如，一些针对自然灾害的救治系统为了保障处置过程中任何时刻通信都正常，使指挥命令能够通畅下达，一线情况能够顺利上报，通常会采取某一两种通信手段为主，另外几种通信手段备用的方式提高通信的可靠性，如有线和无线并用，卫星、微波等通信手段辅助备用等。系统设计和建设根据要求达到相应安全级别，确保系统运行有高度的可靠性和安全性。

（7）发展性

坚持跟踪、反馈、更新、完善的原则，使系统不断贴近生产实践的需要。

4.5 突发公共卫生事件数字化指挥与救治的发展趋势——突发公共卫生事件的应急虚拟平台体系构建

4.5.1 突发公共卫生事件应急虚拟平台的提出

新中国成立以来我国就开展了疾病监测工作，但条件有限、水平较低、技术落后。疾病监测工作最早始于1950年的传染病疫情报告管理，由流行病研究所负责管理。卫生部防疫司在1983年承接了疫情报告的直接管理。中国预防医学科学院在1984年后承接了卫生部防疫司移交的疫情报告管理。我国的疾病监测信息系统建设始于20世纪80年中期，国家卫生信息网络的建设始于1999年，中国疾病预防控制中心在2002年成立，于是国家疾病预防控制机构由此产生了，此后疾病监测报告逐步开始从横向管理转变为纵向管理模式。目前，我国已经建立了网络直报传染病系统及主动监测重点传染病系统，实施后运行通畅；随后又建立了监测死因报告系统、监测健康因素系统、监测特殊疾病症状系统，形成了单例传染病的实时报告制度。

虽然国家疾病预防控制机制基本建立起来，但应急管理体系还较脆弱。2003年的SARS事件之后，引发并加速了我国政府管理部门和学术研究机构对公共危机、突发公共卫生事件的关注和研究。一批学者撰文反思我国当前的公共危机应对机制及与此相关的公共管理体制。薛澜（2003）从时间序列、组织行为和决策过程三个方面阐述了管理体系的建设。金磊（1997）从城市的功能角度认为需要建立有效的应急行动中心，保证供应、应急抢修、保证水质、编制应急预案。赵红和汪亮（2004）认为，应建立常设的三级突发事件应对机构和资源管理体系，并且出台相应的法律和法规。李琦（2005）认为，利用 GIS 实现技术在数字城市信息化资源系统的基础上来设计应急指挥决策支持系统。杨静（2006）在动态分类的思想上提出了公共安全突发事件的研究框架。薛晔（2007）提出了综合风险管理的三维模式，阐述了预案的编制及执行的决策问题。冯凯（2005）提出了以整合观和可持续发展观构建公共安全规划的设想。王强（2009）设计了一个全方位的应急网络，其中政府处于主导地位，社会组织和公众是参与主体，国际组织是辅助单元。

我国突发公共卫生事件应急管理已经形成了以中央应急平台为中心、以地方应急平台为节点的平台体系，随着应急平台的研发和建设，相应的基础问题逐渐显现，如跨领域、跨尺度、跨时空的复杂数据、模型、知识如何实现共享？复杂且不确定的突发公共卫生事件采用什么超常规管理方式？对于前兆不充分和潜在次生衍生危害的突发公共卫生事件如何降低破坏性？突发公共卫生事件的演化与公众心理行为的耦合效应如何应对处置？应急平台应用什么的模型进行推演？怎么样在历史经验的基础上结合突发事件的实况对未来发展趋势做出合理的综合分析？所有的这些问题都涉及多学科、多部门、多环节的学术与现实问题，需要高科技手段和综合型方法的协作，需要跨地域、跨学科、跨部门不同类型信息的高度集成，这成为建设突发公共卫生事件应急虚拟平台的必要条件。

4.5.2 突发公共卫生事件应急虚拟平台建设的理论分析

（1）突发公共卫生事件应急虚拟平台建设的需求

在理论层面上，突发公共卫生事件应急虚拟平台建设应当揭示突发公共卫生事件应急管理的客观规律，这就要通过观测和实验，综合集成相关多学科和理论创新，厘清风险因子的识别、判断、检测和预警，准确把握风险应对的决策等核心环节，在突发公共卫生事件的特殊约束条件下，形成突发公共卫生事件应急管理的理论体系。从实践角度看，建设突发公共卫生事件应急虚拟平台应当针对当前实践应用中的各类问题，提升突发公共卫生事件应急平台体系科学性研究，推动理论与实践方面形成有效对接。

尽管我国的突发公共卫生事件应急平台体系已初步建立起来，其监测监控、预测预警、信息报告等功能已顺利实现，其综合研判、辅助决策、指挥调度等功能也得到有效发挥，但也发现还有许多管理实践问题需要加以研究，如怎么样处理突发公共卫生事件应急问题的复杂性数据？如何及时有效地提供给系统各类有极高精细度需求的信息？怎么样处理来源不一、结构各异的数据？如何对复杂多样的数据源进行处理和统计？现有应急平台体系的分析能力如何提高？利用什么样的方式对复杂的突发公共卫生事件进行模拟仿真实验？如何利用系统的信息获取数据分析结果提升既有经验和规律？如何利用系统对模拟仿真实验数据进行集成计算分析？如何高效获取相关案例的"片段"并进行综合匹配分析？怎么研究个体和群体的心理行为特征？这些心理行为怎样影响事件发展和应急处置？以上这些问题都有待在突发公共卫生事件应急虚拟平台上深入研究。

由以上分析可知，建设突发公共卫生事件应急虚拟平台需要跨学科知识，需要跨地域协同管理，需要跨部门综合信息集成，需要开展应用系统集成、网络集成、计算集成三个层次的集成研究，其有效运行可以实现研究成果与实体平台功能需求的无缝对接，实现科学研究服务社会需求的终极目标。突发公共卫生事件应急虚拟平台的建设中，网络集成和计算集成提供环境支撑，并以原型系统为依托，为突发公共卫生事件应急管理的基础研究提供共享平台和开放式集成研究平台。

（2）突发公共卫生事件应急虚拟平台建设的内容分析

其一，基于数据的突发公共卫生事件应急虚拟集成平台建设。数据是突发公共卫生事件应急管理的重要内容之一，需要应用网络技术数据管理、数据集成技术等获得及时、准确和完整的事件相关信息，并准确、高效、快速地将这些异质信息进行格式转换，组织数据、存储数据，并以合理方式迅速高效地传递给应急处理中各层次相关人员，实现数据共享，有效提升突发公共卫生事件应急处理能力，所以，数据的集成、处理和共享是突发公共卫生事件应急管理中的关键环节。突发公共卫生事件应急虚拟平台需要有效管理结构化和半结构化的数据，有效处理不同行业和部门已经定义好的数据标准及业务规程，科学管理来自相关部门、互联网及现场采集等的非结构化和半结构化的多源数据，为决策提供支撑。当突发公共卫生事件开始出现时，搜集和分析来自互联网关于事件的新闻报道、论坛帖子、博客文章、搜索引擎记录等数据可以全面客观地了解事件的发展脉络与未来趋势，利用事件消息的传播机制分析受众心理，通过事件对网络舆情的影响引导社会和谐发展。在突发公共卫生事件应急处置过程中，现场人员实时采集的现场图片、声音、视频等数据应按照相应的采集标准进行处理，对这些非结构化、多模态的数据形式与来自于各个部门的数据进行集成、与来自互联网的数据进行集成，深度分析这些有关事件动态的数据，生成分析报告，对正确决策具有关键性的作用。

其二，突发公共卫生事件应急虚拟平台辅助决策的案例统计分析。由于对突发公共卫生事件的规律认知和应对经验积累相对较少，所以应对突发公共卫生事件规律必须建立辅助决策应用的案例库系统，建立基于案例的推理方法和方便查询技术，用不同的方法处置不同类型事件，根据不同的特点与规律合理分类不同类型的案例，确定其具体的构成要素，寻找关键的影响因素并分析其共性规律。不同类型的突发公共卫生事件不仅破坏性强，而且相关因素多，还具有偶发和突发性强的特点，案例统计和分析是认知方法的重要和必要手段，因而必须建立案例库。

其三，构建智能应急处置决策模型库。各部门开发的突发公共卫生事件监测预警与应急决策模型在大多情况下是彼此相对独立的，这些高度分散在网络的预警模型与决策模型处在分布式多模型环境下，突发公共卫生事件虚拟基础平台开发出的模型库理应是一个开放的系统，这个系统对不同研究人员而言，都可以存储、运用各类模型，都可以选择模型和组合模型进行推理，都可以科学合理地管理和运用其领域知识进行深度开发和衔接。突发公共卫生事件虚拟平台的数据链是构建应急处置决策模型库智能化的关键，所以需要研究如何采用统一的模型表示方法集成分布式模型群，如何选择合适的模型组合形成综合模型，如何实现在线协同推演。

其四，揭示个体和群体在突发事件中的心理反应与行为规律。突发公共卫生事件虚拟平台应当编制一套人群心理与行为指标测量的工具库，借鉴国内外的实证研究和实践结果，借鉴国内外已有测量工具，借鉴心理学理论和方法，开发、修订、完善心理与行为反应测量工具，确立测量工具的结构，抽取有区分度、结构清楚、人群稳定的目标样本进行施测，筛选有代表性的测量条目，保证测量的信度和效度，研究突发公共卫生事件相关个体的生理反应规律，研究情绪和生理反应影响社会认知与决策的规律，研究信息传播、发布对个体风险态度的影响及基本规律，研究突发公共卫生事件中情绪体验与个体应对方式、行为选择倾向的关系，研究群体之间信任建立的基本规律，研究事件中不同角色的心理冲突与融合规律，研究突发公共卫生事件下群体的情绪变化过程、认知评价过程、行为倾向过程及其他的心理与行为演化规律。

4.5.3 突发公共卫生事件应急虚拟平台的模型建构

笔者认为，突发公共卫生事件应急处理是以虚拟平台为中心，以数据收集为基础，以数据分析工具为手段，目的在于提出可行的应急预测方案。突发公共卫生事件应急虚拟平台的建构模式如图 4-6 所示。

（1）数据收集

突发公共卫生事件应急虚拟平台的建立需要海量的数据，必须建立详细的历史数据库，建立行业和部门数据库，建立事件现场的数据库，不仅要收集大量、实时、动态的数据，还要收集广泛、静态、历时数据，不仅要收集各种空间数据、报表统计数据、文字、声音、图像、超文本等，而且要快速地集成、分析和处理这些数据，需要大型计算机处理事件预测模型所涉及的海量数据，提高系统的运算能力。

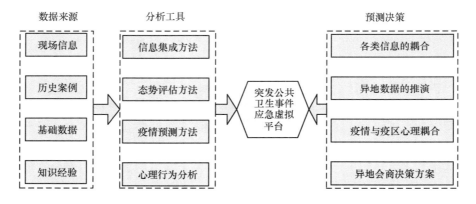

图 4-6　突发公共卫生事件应急虚拟平台的建构模式图

面对海量数据，数据格式转换的耗费太大，传统的工具在性能上无法满足海量数据的采集需求，可以将巨系统建立在新兴的云计算共享基础架构之上，通过互联网自由地实现超级计算。

（2）数据分析

突发公共卫生事件应急虚拟平台要突出信息处理、过程评估、综合研判、辅助决策等功能，为突发公共卫生事件提供基础理论和方法，提供数据分析平台，提供基础研究成果的双向交互、集成、验证，作为整个应急服务的数据支撑。利用信息的自组织模式搭建网络集成、计算集成、应用系统集成三螺旋架构，形成开放式的网络共享集成平台，应急系统的信息数据可以实现跨学科、跨地域、跨部门的收集、分析与共享；为了提升突发公共卫生事件应急虚拟平台体系的科学性支撑功能，通过采用云计算和云存储等技术提供高效的模拟分析服务，搭建共享集成平台，实现基于网络计算的异地会商，实现异地数据、异地模型的在线协同推演，实现现场信息、部门信息、网络信息的综合分析，实现疫情与疫区心理的耦合分析，为突发公共卫生事件应急管理提供决策支撑。

（3）预测决策的提出

突发公共卫生事件应急虚拟平台与实体平台在运行过程中都面临着诸多困难，两大平台都具有体系多层级、多领域的结构特点，都呈现出分布式、互操作、异构性、不确定性的运行特征，需要建立一种合适的、具有弹性的方法和系统架构，解决实际中的分布式计算、应用系统集成、协同管理等一系列关键问题，从单一应急系统发展到多地区综合系统以应对突发公共卫生事件，从源头上使跨地域应急处置变为可能。突发公共卫生事件应急虚拟平台通过云应用技术，建成跨时间、跨地域、跨学科的应急平台体系，必须具备开放性和扩展性，具备时空广度和领域深度，形成基于互联网的共享、集成、协作，实现应急管理的及时、科学、协同决策，达到跨区域的应急处置。

4.5.4　突发公共卫生事件应急虚拟平台体系建设的发展方向

随着科学技术的发展，突发公共卫生事件应急虚拟平台首先会改变传统在单台计算机或局域网上的模型存储模式，快速采集多源、异构、动态的实时数据，精确提供数据清洗、集成和融合可行性方案，构建应对突发公共卫生事件的数据链；并发布可视化工具，实时监测基于模型运算结果的数据和运算误差；建立基于不同研究人员开发的海量网络分布式模型之上的模型组合与连接方法，实现不同组织、不同层级的人员对应急管理数据和知识的共享，及时提供突发事件对群体和个人心理行为分析结果报告，提供分布在异地的、广域网络或"云"上的信息支持网络舆情监控，对突发公共卫生事件早预见、早控制。

突发公共卫生事件应急虚拟平台将实现与数据库、模型库、心理行为指征库的动态技术交互，实现与突发公共卫生事件的同步案例收集，实现本机案例与异地案例的协同分析，不仅同时考虑案例的知识化与数据化，而且从知识推理的角度设计案例库，能完全适应云存储与云计算的系统环境。

突发公共卫生事件应急虚拟平台可以在生理—心理—行为多个水平上建立标准化的测量工作库，建立个体和群体心理与行为演化的数学模型，总结与提炼个体与群体心理与行为的演化过程，利用筛选出的重要心理与行为指标判断心理与行为演化的认知图式，实现疫情演化与心理行为演化的耦合分析。

突发公共卫生事件应急虚拟平台基于"网络集成 - 计算集成 - 应用系统集成"三螺旋结构，集成不同地域、不同学科领域、不同尺度、不同表达方式的应急信息和数据，实现跨学科、跨地域协作共享的"交响"式协同合作，有效衔接突发公共卫生事件应急的实体平台体系。

当前，社会发展和经济发展处于转型期，突发公共卫生事件具有复杂性、多样性、不确定性等特点，并且在全球范围内时有发生。我国在构建突发公共卫生事件应急平台过程中需要考虑多种因素，针对突发公共卫生事件的应急处置体系实现多种技术及多部门的协同，正确地应对突发公共卫生事件的发生，建立科学高效的突发公共卫生事件应急管理平台。

本章提议的应急虚拟平台是实体平台的补充，希望通过应急虚拟平台系统的映射，实现实体平台功能与虚拟平台研究成果需求的无缝对接，实现从数据融合到模型推演再到案例推理最后到心理行为规律的综合集成，实现科学研究服务社会需求的终极目标，对于我国建设突发公共卫生事件应急管理平台具有较强的指导意义。

第5章
数字化指挥与救治平台系统的构成与功能

5.1 数字化指挥与救治平台的架构

5.1.1 数字化指挥与救治平台的技术框架

数字化指挥与救治平台系统是突发公共卫生事件应急处理的重要系统，整个平台主要由应急医疗指挥平台、应急医疗救治平台、应急医疗保障平台、专业服务平台、基础数据平台及应急联动指挥接口六个部分组成，其框架如图5-1所示。

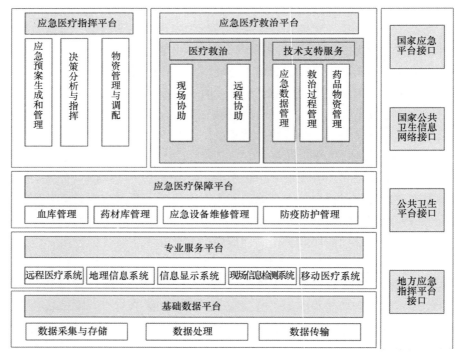

图 5-1　数字化指挥与救治平台框架

应急医疗指挥平台作为数字化指挥与救治平台体系的决策控制中心，主要包括应急预案生成和管理、决策分析与指挥、物资管理与调配，并通过应急医院、应急医疗救治团队完成应急救治任务，以快速高效、合理科学的指挥调度机制为基础，以科技化、现代化、信息化的指挥调度环境为手段，达到构筑数字化医疗指挥与救治平台中指挥调度功能的最终目标。应急医疗救治平台不仅提供相应的医疗救治团队现场或远程协助进行救治任务，也提供在实施应急医疗救治过程中的相关技术支持服务（应急救治过程管理、应急数据管理、药品物资管理等），需要分别应用部署于后方医院、应急医院、应急医疗队等各级医疗救治机构，以方便各级医疗救治机构和医护人员更好地实施医疗救治，提高工作效率和救治成功率。应急医疗救治指挥保障平台为整个数字化医疗指挥与救治系统提供保障性支持和约束，包括建立统一的血库管理、药材库管理、应急设备维修管理和防疫防护管理等，从而为实现管理、应急救治、指挥调度的一体化管理提供基础。专业服务平台主要由远程医疗系统、地理信息系统、信息显示系统、现场信息检测系统和移动医疗系统构成，是数字化指挥与救治平台的基础服务平台，无论是突发公共卫生事件的预警监测、应急处理还是事后评估，这些系统都起到了关键作用，是整个指挥与救治系统高效信息化与数字化的保障。基础信息数据平台则由数据采集与存储、数据处理、数据传输组成。基础信息数据平台是数字化指挥与救治平台的基础核心平台，数据的存储、传输与处理都采用最先进的云计算技术，保证了数据的精准稳定与快速运算，从而为数字化指挥与救治的高效运行打下了坚实的基础。应急联动指挥接口平台则提供开放接口，以支持与国家应急平台、国家公共卫生信息网络的互联互通，支持全国范围的应急指挥联动，实现全国范围内各地方区域的应急指挥联动，高效应对重大灾情和突发公共卫生事件。

5.1.2　数字化指挥与救治平台的功能框架

突发公共卫生事件数字化指挥与救治平台由应急医疗指挥平台、应急医疗救治平台、应急医疗保障平台、专业服务平台、基础数据平台及应急联动指挥接口六个平台组成，每个平台下又分别由不同的功能模块和子系统构成，在应急指挥与救治业务中通过远程医疗系统展开贯穿性工作。具体的功能模块如图 5-2 所示。

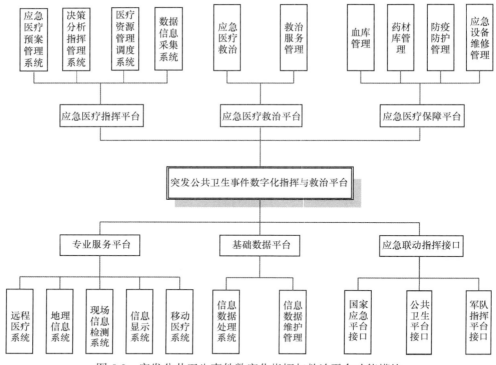

图 5-2　突发公共卫生事件数字化指挥与救治平台功能模块

5.2　应急医疗指挥平台及其功能

　　应急医疗指挥平台是系统的最高层次应用，也是整个系统的中枢。它应完成对突发公共卫生事件的监测、分析、研究、预测、决策、执行、反馈、信息发布的全过程，其中包含围绕卫生事件应急处理的各种政务活动。应急医疗指挥平台的主要目标在于形成并管理应急医疗预案；针对不同类型突发公共卫生事件，迅速形成应急医疗预案，实现对突发事件救治的资源配置和指挥调度。应急指挥贯穿应急医疗救治的各个阶段。

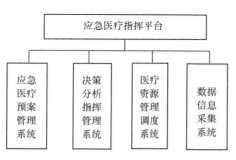

图 5-3　应急医疗指挥平台功能模块

　　应急治疗指挥平台主要由应急医疗预案管理系统、决策分析与指挥管理系统、医疗资源管理调度系统和数据信息采集系统组成，其功能模块如图 5-3 所示。

5.2.1　应急医疗预案管理

在突发事件态势尚未十分明确的阶段，需要根据大概的态势情况启动相应类别和相应等级的应急预案，为初步的救援救治行动提供依据。在预案管理阶段，指挥调度部分能够快速地从信息资源库中获取对应的预案信息和可参考的类似的历史事件记录，这些数据和资源都将成为初期阶段的主要参考信息。

5.2.2　决策分析与指挥管理

决策支持系统是突发事件管理指挥人员分析判断情况、制定救援方案和计划、实施救援方案的重要辅助平台，是以基础数据平台为依托，为指挥人员和专家提供专业服务支持，并提供各种流行病学的分析工具，对各种疾病与突发公共卫生事件的扩展与控制进行模拟、趋势预测与模型化分析，并利用多种通讯手段，实现信息采集、展示、发布等指挥调度功能，并且通过网络、电话等向有关组织和人员发布命令。作为应急医疗救治指挥体系的决策控制中心，决策分析与指挥管理模块在整个体系建设中起着举足轻重的作用。

在指挥作业阶段，负责生成应急救治方案，包括两个部分：①最佳救援地理路径——GIS系统和医疗救治最佳方案：包括医疗救治策略最佳方案、医疗救治配备方案（如医疗人员配备/调配方案、医疗物资配备/调配方案）；②救援策略应用模型：通过指挥平台集成的现代通信方式如视频会议、可视电话、语音和文字指令等下达应急医疗救治指挥调度命令，从而展开对医疗卫生机构合理的组织调配、相关医疗物资装备的运输调度，进行现场伤员的分检、救治、后送等，以及医院的紧急床位调配等全方位的救治行动。

在监控指挥阶段，以获取的实际数据信息（如不同程度的人员伤亡情况，受害程度、范围，救援救治装备等）为基础，对应急救治决策进行动态的调整和完善。在突发事件演变模型内涵分析的基础上，对医疗救援的应对演变规则相关性进行研究，并形成一套完整的医疗救治优化规则（最佳决策或最佳救治方案的主体构成或部分构成），在普遍适用的情况下形成一套完整的医疗救援机制。

在经验总结阶段，决策分析与指挥管理模块负责对本次救援中的所有相关信息和数据进行汇总整理和保存，使支撑整个体系的信息资源库得到丰富和扩充，并根据救援的结果检验指挥决策模型和应急预案等内容的合理性和准确性，为进一步细化和精益求精提供参考，也为再次应对相同情况的突发事件提供参考。

5.2.3　资源调度管理

在突发公共卫生事件发生后，基于数据信息采集与汇总分析，迅速了解、掌握所需医疗资源信息，并通过网络、电话等手段迅速调配各方面的医疗资源。主要包括医护力量与物资调度规划及物资储备管理。医护力量与物资调度规划即利用多方数据资源建立物资调度模型，以调度距离最短为优先选择目标，同时兼顾运输成本等其他因素，综合利用包括最短路径算法、层次分析法在内的多种处理方法，以得到最合理的医疗物资调度策略。

5.2.4　数据信息采集

全方位、及时、准确地获取灾情、医疗救治等数据信息是保障整个医疗卫生救援工作迅速、高效、有序进行的基础。数据信息采集模块在 GPS/GIS 等技术的支持下，获取灾情的演变情况、医疗救治情况、救治人员与医疗物资分布信息等数据，为应急医疗指挥决策提供依据。

5.3　应急医疗救治平台及其功能

应急医疗救治平台是面向突发公共卫生事件的应急医疗救治体系的业务基础，在突发公共卫生事件应急处理过程中，不仅有应急医疗救治行动，还有服务管理救治的过程，包括收集救治信息、统筹应急物资管理等方面。

应急医疗救治是面对突发公共卫生事件时，指挥部根据信息做出决策，组织应急医疗救治行动，包括院内组织救治、院外现场组织救治及院外至院内组织救治三方面，同时也涉及远程协助救治的内容。而救治服务管理则是为应急医疗救治行动的顺利完成而提供的后勤服务保障，包括医疗救治管理、医疗物资管理与伤员后送管理三部分。其功能模块如图 5-4 所示。

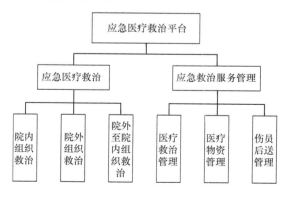

图 5-4　应急医疗救治平台功能模块图

5.3.1 应急医疗救治

应急医疗救治是指挥部根据指挥决策所做出的应急医疗救治实际行动，是整个突发公共卫生事件应急处理的关键活动，关系着整个应急指挥与救治系统的运作效率与质量。主要包括院内组织救治、院外组织救治及院外至院内组织救治三个方面。院内组织救治指在医院内部组织的救治，主要包括一些较近范围内的伤者或患者，他们通过某种途径快速地进入医院，以获得更高效的治疗。在医院内部救治过程中，由于是医院本身所熟悉的环境，并且各种医疗设施、药物、血液及医护人员都比较充足，只要有相应的应急方案支撑，解决人多、杂乱的问题，治疗效率和质量还是相对较高的。而院外组织的治疗则充分体现医院应急医疗救治的能力，在完整的应急方案条件下，医院抽出部分人力、物力、财力组成训练有素的医疗救治团队，前往现场进行救治，他们不仅要适应恶劣的环境，还要尽可能地快速有效治疗，将损失最小化。院外至院内组织的救治更是困难重重，需要在混乱的现场与医院之间进行有序地调度与组织，正确核对患者信息并登记及传输数据至院内，保证高效率、高质量的救治，同时确保与院内组织的救治进行有效衔接，实现院内院外救治一体化。整个应急医疗救治不仅包括现场救治，同时还配有远程协助救治，利用高科技的数字化设备保证应急医疗救治活动的顺利进行。

5.3.2 应急救治服务管理

应急救治服务管理包括医疗救治管理、医疗物资管理及伤员后送管理三部分。医疗救治管理是指在医疗救治过程中对伤病员进行的信息核对、医疗分检、诊治护理与手术管理等管理活动。医疗物资管理针对应急物资提供全方位的管理支持，是整个救治过程的后勤保障。伤员后送管理则是对伤员进行分类管理，同时包括伤病员基本信息及救治信息的登记与查询等。

（1）医疗救治管理

医疗救治管理主要包括伤病员分检、诊治护理、检查与手术管理等子模块。伤病员分检主要实现伤员信息记录、分检，确定针对性治疗措施前所耗时间及治疗效果等功能；诊治护理子模块则主要提供伤病员的基本医疗信息管理的功能，包括登记伤病员的出入科情况、医嘱及病历管理等；检查管理子模块除了支持患者基本信息的查询、检查申请的录入、检查报告的编辑之外，还提供检查类别、项目的分类统计功能；手术管理子模块则负责全面管理手术室的患者手术安排、手术记录、手术医嘱、麻醉记录、麻醉医嘱等信息。

（2）医疗物资管理

医疗物资管理系统针对应急物资提供全方位的管理支持，包括物资品种维护、入库操作、出库操作、退回来源地、科室报废、仓库报废、科室调拨、科室部分报废等功能。

（3）伤员后送管理

主要部署于应急医院、应急医疗队等前方医疗救治机构，完成的功能主要包括编辑伤病员的基本信息；录入、查询伤情信息；查看未分类、已分类及已收治的伤病员情况；对未分类的伤病员，按照伤势、伤情等信息对其分类；编辑伤病员的后送信息；登记伤病员的转归情况；查询所有已登记的转归信息。

5.4　应急医疗救治指挥保障平台及其功能

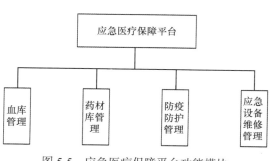

图 5-5　应急医疗保障平台功能模块

应急医疗保障平台是支撑医疗急救所需物资、设备、医疗用品的集中处理平台，该平台须建立统一的血库管理、药材库管理、应急设备维修管理和防疫防护管理，为指挥和救治提供业务保障。应急医疗保障平台主要包括血库管理、药材库管理、防疫防护管理与应急设备维修管理四个部分，其功能模块如图5-5所示。

5.4.1　血库管理

血库管理指在面对应急突发事件时，对血液供应进行调控、管理、统计与分析等，以保障血液及时、有效地供应。根据应急医疗救治血液保障的任务，血库管理模块以卫勤指挥机构血液管理、血站采供血管理和救治机构输血管理为核心，支持应急前血液需求测算、血液储备计划，应急救治时血液供应调控、动员补给、库存管理、汇总上报，应急救治后数据全程统计、分析等功能，实现了血液计划、储备、供应、动员、调配等信息化管理。

5.4.2　药材库管理

药材库管理则是在应急过程中，对医疗救治行动实施不间断地供应药品、医用器材及卫生装备。应急药材仓库的基本任务是在应急过程中，依托基地药材仓库、地方动员药材力量，对应急医疗机构实施不间断地药品、医用耗材、卫生装备供应。药材库管理模块支持包括实施药材筹措请领、机动与展开、分发与补充、撤收与转移、药材储存管理、药材核算统计等在内的各项功能，在此基础上实现药材申请、运输、存储的供应保障流程，并提供动态监控、统计查询等功能。

5.4.3 防疫防护管理

防疫防护管理主要是对突发公共卫生事件进行防疫防护预警监测、统计数据，并分析方案的管理、对应急医疗救治提供技术与数据支持。围绕应急救治时防疫队的主要任务，以传染病监测和突发公共卫生事件报告和预警为主要内容，实现应急救治前卫生流行病学调查和卫生防疫防护保障预计的数据支持、应急救治中动态监测数据采集、应急救治后总结分析的目标。

5.4.4 应急设备维修管理

维修管理是对医疗救治卫生机构的装备进行检查、维修等的保障管理。应急设备维修系统的基本任务是对保障地域内的医疗救治机构的卫生装备进行检查、维修等的保障管理。

5.5 基于远程医疗系统的专业服务平台及其功能

基于远程医疗系统的专业服务平台是数字化指挥与救治平台的基础服务平台，由围绕远程医疗所需的地理信息系统、视讯系统、快速病历系统、应急信息传输系统等构成，地理信息系统为应急救治中的远程会诊提供地理位置显示；信息显示系统则将现场的典型图片、影像等上传远程医疗平台；视讯系统保持应急救治前端和医院的实时音视频通讯；快速病历系统将现场救治病人的医疗信息迅速上载远程医学系统，并起到初步完善病人急救病历的作用。其具体的功能模块如图 5-6 所示。

依托专业化的远程会诊系统，将急救现场的实时图像、文字信息、医疗电子数据、快速电子病历等信息通过应急信息传输系统实时传输到指挥与救治中心，由医生和专家对信息和数据进行分

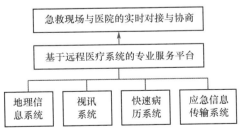

图 5-6 基于远程医疗系统的专业服务平台功能模块

析、诊断、会诊，完善快速电子病历系统，现场救援人员实时获得指挥与救治中心的音视频指导和进一步完善的快速电子病历信息，对现场救援提供帮助和支援，现场急救人员可开展专业化急救活动。

5.5.1 地理信息系统

地理信息系统为指挥人员提供决策支持和依据，以便迅速地制定更科学、合理的救援决策，同时也为医疗救治团队迅速进入现场、合理安排救援提供支持和保障。

地理信息系统模块的主要功能是为医疗人员赶赴突发事件现场提供即时有效的地理信息（如街道、小区等），并提供疫情区域分布情况统计信息等。其主要功能是为指挥人员提供有关突发公共卫生事件的空间信息，如突发事件和疫情的分布图、隔离区分布图、危险因素分布图、医疗卫生资源分布图等地图信息。地理信息系统由地图基本显示、空间属性数据编辑、空间分析三个部分组成。

（1）地图基本显示

可以对地理信息，如地理街道信息、公共卫生资源分布情况、检测调查数据等进行全方位显示。

1）公共卫生资源显示：将各类医院、体检中心、药店等医疗机构在地图上清晰地显示出来。如点击相关的医疗机构，还可以查询到相关的法人信息、值班电话、医院的床位信息、医卫人员信息、试验检验能力、医疗器械、药品储备等相关信息。

2）检测调查数据显示：将公共卫生管理中所监测的各种传染病的情况通过地理信息系统进行展示。将典型居住环境监测和流行病调查的结果直观地展现出来，并且可以分析人群发病的时间、空间和人群分布，及时发布疫情预警信息，从而在早期有针对性地采取防控措施、积极宣传、发放药品或注射免疫疫苗等，为疾病的防御提供线索和手段。

3）统计数据显示：通过地理信息系统，以常规数据表格、柱状图、饼图、表格、栅格图及专题图等多种形式展示检测调查数据。

4）属性查看：通过属性查询数据库，将某个对象或建筑物查询出来，然后在地球上以标注形式显示，点击标注后显示该建筑物内所有业务对象相关信息。通过点击业务对象名称的列表响应一个或多个业务对象，可以查看到业务对象的详细信息。

（2）空间属性数据编辑

可以编辑、修改、查询地图中任意位置的属性数据，并可以对事件地点快速定位。在接到报警通知以后，可以快速地在地理信息系统中查询临近的医院和卫生设施、医护人员情况，并且实时在地图上显示；通过录入事件发生地点的经纬度坐标，准确提供放大、缩小、移动、全屏显示、点击查询、查询统计等功能，直接实时采集病人的相关信息和空间信息。

（3）空间分析

对地理信息进行分析，找出救援最佳路径，通过与 GPS 定位系统相结合，进行指挥调度跟踪。

1）最佳救援路径分析：对突发事件应急管理和救援的路径分析，提供最佳路径选择。

2）指挥调度跟踪：通过与 GPS 定位系统结合，可以将急救车的实时位置与事故地点周边的重要信息叠加在地图上清晰地显示出来，供指挥调度使用，如周边路面情况、移动急救车的具体位置、医疗设施的信息、重点单位信息、重点人口信息、医院等，这些信息可以存在于业务系统数据库中，通过 GIS 工具建立其空间位置信息。

5.5.2 视讯系统

视讯系统是基础服务系统，能将收集的各种信息（包括现场语音、视频、对话、图片、影像、文字等）实时反映在指挥平台与救治平台中，跟踪检测突发公共卫生事件现场的发生、发展、结束等全过程的信息，并实时反馈到应急管理指挥中心，确保前方和后方的实时对话和协商，从而保障指挥系统的合理决策及应急救治高效救援。

5.5.3 快速病历系统

快速病历系统立足于将急救现场的病人生命体征信息、现场检查检验信息、现场医生初步诊断结论等信息以结构化形式完善，让后方专家能详细了解进入医院前的病人的信息，并为病人正式病历的建立奠定基础。

该系统用于通过车载电脑进行患者急救病历的快速录入、病历快速查看、历史诊疗信息查看、医嘱执行记录、护理记录、转运交接单填写、转运同意书填写、远程会诊申请、急诊前置、实时体征曲线、历史任务查看等功能，实现急救医疗过程的全程数字化。并把急诊科前移至急救车，提前开立检验检查单，节省患者在院内因等待检验检查单开立而耽误的时间，从而为患者节省宝贵的抢救时间。

该系统主要包括：病历快速录入——提供一种适合车载电脑的快速病历录入方式，使医护人员可以方便地进行急救病历的录入；病历查看——医护人员可以查看病历的打印版本；历史诊疗信息——针对转诊任务的患者，可以查看到该患者从转诊系统中同步回来的历史诊疗信息；医嘱执行——针对转诊任务的患者，需要记录转诊过程中的医嘱执行情况，以便交接；护理记录——针对转诊任务的患者，需要记录转诊过程中的护理行为，以便交接；转诊交接单——针对转诊任务的患者，在转诊任务完成时需要填写转诊交接单；转诊同意书——针对转诊任务的患者，在转诊前需要填写转诊同意书；远程协助申请——在急救或转诊过程中如果发生病情危重情况，可以申请院内专家进行实时远程视频会诊，主要功能是实时采集显示车载现场的音视频，并建立与医院指挥大厅和急诊科的音视频通话；实时体征——提供实时的体征趋势图，一般用于对患者病情评估；历史任务——查看当前患者曾经执行过的急救或转诊任务。

5.5.4　应急信息传输系统

针对突发公共卫生事件的特点，往往需要应急数据传输通道的支持。应急信息传输系统通过配置移动指挥与救治车辆、数字化移动通信系统、单兵图传系统等特殊的信息传输通道，在最底层的数据传输系统基础上，建立事件发生现场和指挥与救治中心的图像、语音、数据的双向实时通信，以保证事件发生现场及路途中应急通讯的系统。

基于远程医疗系统的应急救治专业服务平台是开展医疗救治的核心，是获取医疗信息、做出正确诊断的基础，主要为现场和转运途中的医疗救治服务，为后方医院进行远程医疗救援提供技术和硬件支持，保证在某些专家或救援人员无法到达现场时，通过视频会议或视频诊断为现场救治提供帮助的系统。

5.6　基础信息数据及应用平台

基础信息数据及应用平台是数字化突发公共卫生事件应急指挥与救治平台

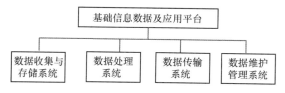

图 5-7　基础信息数据及应用平台功能模块

信息化工作的基础，同时也为进一步事故分析和科学研究提供基础材料，包括基本软硬件平台的建设、通讯和网络设施的建设、数据收集与存储系统的建设、数据处理系统的建设、数据传输系统的建设及数据应用系统的建设等，同时，信息数据维护管理系统也是重要组成部分。其主要功能模块如图 5-7 所示。

5.6.1　数据收集与存储系统

（1）数据收集系统

主要采集以下信息：图像信息、统计信息、专业信息、调查与监测信息及文字信息，不同类型的信息需要应用不同的信息获取技术。

第一，图像信息的采集从直观上反映突发公共卫生事件的发生情况及其造成的破坏程度，能够给予指挥人员可视化的现场信息，为突发公共卫生事件的及时救治提供条件。

第二，统计信息包括突发事件发生地的经济、社会、文化、地理等方面的信息，是保证公用卫生突发事件数字化指挥与救治高效运行的有力支撑，信息的获取主要来源于统计体系。

第三，专业信息是指医疗基础设施建设、医疗管理组织、医务人员状况、医药用品生产、经营企业等信息的总和。

第四，调查与监测信息包括各级卫生系统的调查信息、疾病控制机构及医院的监测信息，它是掌握全国医疗系统运行和突发公共卫生事件发生、发展、传播的基础信息，这些信息主要通过系统的信息采编获取。

第五，文字信息包括各级卫生系统管理的政策法规、管理文件、新闻报道、信息发布、基本概况等，是突发公共卫生事件应急管理的根本保障。

上述信息的获取技术本身是比较简单的，需要完善的是制定一套全面的文字信息分类标准、组织一支高素质的文字信息采编队伍、建立一系列严格的文字信息管理办法，以便文字信息具有权威性、科学性。

（2）数据存储系统

数据存储系统是将收集的大量数据进行合理有效地分布存储。数字化指挥救治平台系统建设中，数据的类型复杂，涉及现场图像的采集传输、图形遥测等多种类型数据，具有数据量大、相关性强、一致性要求高、生命周期长、涉及面广的特点。根据以上信息系统的特点，系统宜采用云存储技术，通过集群应用、网格技术或分布式文件系统等功能，将大量各种不同类型的存储设备通过应用软件集合起来协同工作，共同提供数据存储和业务访问功能。数据存储采用集中式与分布式并用的存储管理方案，属性数据（包括实时采集数据和调查数据）采用分布式管理，海量的图形和图像数据采用集中式管理。

5.6.2 数据处理系统

数据处理系统是整个基础数据系统的核心部分，数据处理速度的快慢与处理质量的高低将直接影响整个数字化指挥与救治的效率。数据处理系统采用先进的云计算技术，基于互联网相关服务的增加、使用和交付模式，通过互联网使计算分布在大量的分布式计算机上，能够将资源切换到需要的应用上，根据需求访问计算机或者存储系统来获得相关计算处理的服务。这种处理模式减少了大量不必要的数据处理，使数据的处理更有效、更快速、更符合需求。

5.6.3 数据传输系统

根据各区域实际情况，综合利用当前先进实用的四种网络传输方式，即宽带光缆、数字微波、卫星通讯、公用电话网，完成数据的传输。

5.6.4 数据维护管理系统

（1）用户信息维护

用户信息维护是对各级用户进行密码分配和用户信息的录入、查询、修改和删除等操作。

（2）权限分配管理

为了增强系统的安全性和保密性，除管理员具有全部权限外，一定的登录用户对应与其身份相适应的权限和功能，以约束和限制用户对系统模块的访问和操作。其中权限分配管理的功能主要有两个：权限信息管理和模块信息管理。

（3）系统数据维护

在突发事件预警、处理和结束过程中，对系统输入和产生的数据进行实时更新、维护和管理。

5.7 应急联动指挥接口

应急联动指挥接口主要包括国家应急平台接口、公共卫生平台接口及军队指挥平台接口。通过接口可实现医院与国家、地方卫生机构及军队卫生机构的联合应急指挥与救治，共同应对突发公共卫生事件。其功能模块如图 5-8 所示。

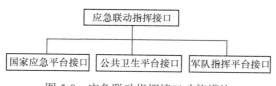

图 5-8　应急联动指挥接口功能模块

应急医疗救治指挥平台需要与国家应急平台、各级地方政府的公共卫生平台、军队指挥平台等进行对接，支持应急联动指挥，实现医院与卫生部门、地方政府与国家政府、应急指挥中心与疾病控制等相关机构的远程交互与视频会议协同，以及指挥中心与具备机动通信条件的事件现场进行音视频实时交互与监控，高效应对重大灾情和突发公共卫生事件。

第**6**章

河南省突发公共卫生事件数字化指挥
与救治平台开发概述

6.1 平台建设背景分析

6.1.1 河南省医疗信息化的基础条件

河南省是我国典型的人口大省，户籍人口已突破 1 亿，居全国第一位，常住人口 9400 万，居全国第三位，农业人口的比例仍然占 60% 左右，比全国平均水平高出约 10 个百分点。人口状况和经济发展水平决定了河南省医疗卫生事业的发展面临着严峻挑战。就河南省医疗卫生事业的发展状况而言，近年来，河南省医疗卫生服务条件明显改善，城市社区卫生事业迅速发展，人民群众健康水平大大提高。但河南省卫生资源总量不足、结构不合理、整体利用效率亟待提升，卫生事业发展滞后与人民群众日益增长的医疗卫生保健需求之间的矛盾依然存在，"看病难、看病贵"问题突出，农村之间、区域之间、单位之间发展不平衡。特别是农村医疗卫生条件差，不能满足农村群众的基本医疗需求。一是卫生资源总量不足。河南省每千人口医院和卫生院床位数、执业（助理）医师数、注册护士数分别落后于全国平均水平的 3.56 张、1.79 人、1.52 人。二是卫生资源配置不合理。卫生资源尤其是优质卫生资源集中现象严重，基层卫生资源匮乏。城市与农村之间、偏远落后地区和相对发达地区之间医疗发展水平悬殊，优质医疗资源 80% 以上集中在大城市，特别是省会郑州市，地县、偏远地区和农村医疗资源相对不足，群众看病难问题突出，基层医疗机构应急响应能力不足，在面对突发公共卫生事件时急需通过技术手段提升相应水平。

（1）基层医疗机构和人员技术能力有限，应急响应水平低

河南省农村基层医疗机构虽然在快速发展，但是基层医疗技术人员的技能水平与大城市医疗技术人才的技能水平之间的差距并没有缩小，反而呈现出日渐拉

大的局面，这严重影响着医疗卫生事业的整体发展。

据调查，河南省城市拥有卫生人员总数是农村（县以下）拥有卫生人才总数的 1.28 倍，城市每千人口拥有卫生技术人员数是农村（县以下）每千人口拥有卫生技术人员数的 2.42 倍。城市每千人口床位数为 3.69 张，而每千农业人口卫生院床位数只有 1.26 张，城市人口拥有床位总数是农村的 1.5 倍，城市每千人口拥有床位数是农村的 2.93 倍。城市人均卫生费用是农村的 3.45 倍。同时，农村每千人口拥有卫生技术人员数和医疗机构床位数均低于全国 2.17 人、1.49 张的平均水平。

在反映医疗人员和医疗机构技术水平的学历构成方面，河南省不同级别医疗机构人员学历构成悬殊，其中高学历人员构成比由省级到乡村逐级递减，中专及无学历人员构成比例随级别降低逐级升高，如表 6-1 所示。省级医疗机构拥有本科及以上人员比例最高，为 38.39%，村卫生室最低，仅为 0.11%；省级医疗机构拥有中专及无学历人员构成比最低，仅为 30.15%，村卫生室最高，为 96.17%，这严重影响了基层医疗服务能力的提升。

表 6-1　河南省不同级别医疗卫生机构人员学历情况表（%）

医疗机构级别	医疗机构人员学历				
	硕士以上	本科	大专	中专	无学历
省属	8.43	29.96	31.46	19.11	11.04
市属	1.16	26.80	36.80	21.84	13.40
县属	0.11	9.67	36.41	35.56	18.25
乡镇	0.00	1.42	19.58	58.78	20.24
村卫生室	0.00	0.11	3.72	24.69	71.48

采用新技术建设覆盖全省的应急响应系统，是河南省当前提高基层卫生应急响应能力的必要举措。在突发公共卫生事件时，可以通过统一的网络平台发布紧急公告、传递政府主要指示和精神、了解突发公共卫生事件的发展情况、向公共卫生事件突发地医院提供医疗救助和技术支持，凸显"快捷、便利、节省、高效"的作用。在突发公共卫生事件环境中建立起的应急机动网络医疗服务平台完全可以做到不受地面通信条件的影响，迅速构建起与后方医疗机构及卫生管理部门的联系，将事件发生地区以外的各类医疗卫生资源集中到事发现场，对提高事发地的疾病预防、治疗和应急救治水平，控制传染病源和切断传播途径，以及加强医务人员的安全防护，最大限度地挽救人民群众、医护人员的生命具有积极意义，将基层医疗机构和上级医疗机构实现有效连接，提升全省卫生应急响应水平。

（2）河南省医疗信息化的发展为建立数字化应急指挥救治平台奠定了基础

2009 年 5 月，河南省卫生厅提出河南省"数字卫生体系"的建设方案。经过几年的连续投入和建设，河南省医疗信息化工程取得了重大进展，其医疗信息化的诸多领域在全国处于领先地位，这为农村远程医疗服务系统构建奠定了基础条件。《河南省"十二五"卫生事业发展规划》也指出，按照国家卫生信息化建设"3521 工程"的总体框架，以现有卫生信息网络为基础，以电子病历、健康档案和远程医疗为切入点，建设省、市、县三级综合卫生信息平台，统筹推进公共卫生、医疗服务、医疗保障、药品供应保障和卫生综合管理等医药卫生信息系统建设，逐步建成统一高效、资源整合、互联互通、信息共享、透明公开、使用便捷、实时监管的医药卫生信息系统。

河南省医疗信息化建设的发展成果主要体现在以下几个方面：

其一，2012 年启动的河南省国家农村信息化示范省建设工程对开展农村远程医疗提出了新要求。今年国务院一号文件写入了加快建设国家农村信息化示范省试点工作，河南省是五个试点省份之一，全面开展优势产业信息化精准技术和重点示范区信息化服务关键技术研究，构建农村信息化重大系统集成和服务平台。

其二，县级医院医疗能力建设现状为远程医疗服务系统建设奠定了基础。国务院办公厅印发的《2011 年公立医院改革试点工作安排》中提到"优先建设发展县级医院，使常见病、多发病、危急重症和部分疑难复杂疾病的诊治能够在县域内基本解决；深化城市三级医院对口支援县级医院工作；加强县级医院骨干人才培养；逐步推进县级医院综合改革"。经过多年建设投入，河南省县级医院取得了长足发展，但医疗能力仍不能满足人民群众日益增长的医疗卫生需要，数字化应急指挥与救治系统建设对完善和补充县级医疗机构的应急服务能力将产生极大益处。

其三，持续实施的县级医院倍增计划和全省医疗信息化工程为数字化应急指挥与救治系统建设提供了发展契机。加强县级医院建设是河南省医疗卫生事业发展壮大的核心举措之一，截至目前，河南省先后落实县级医院项目 130 个，总投资 80 亿元，已开工建设 116 个，25 个投入使用，项目全部建成后，将实现床位倍增，带动县级医院服务能力倍增，真正使县医院成为县域医疗中心，这将大大提升县级医院的基础设施建设水平，使县级医院的远程医疗能力建设得到完善；同时，为了构建信息化高速公路，河南省先后投入 1 亿多元建设省市数据中心，投入 2 亿多元为每个村卫生室配备电脑，安排了 1000 万元完成全省 48 064 个村卫生室医生的信息化培训，实现了从省到村的网络直通车。目前，河南省在卫生信息专网、省市平台建设、新农合监管系统、视频会议系统、应急决策指挥、儿童规划免疫系统等方面走在全国的前列。这些基础设施的完善为河南省实现数字化应急指挥与救治系统的建设奠定了坚实基础。

其四，河南省新型农村社区医疗卫生机构建设指导意见的出台为数字化应急指挥与救治系统建设增添了新的动力。根据 2012 年 5 月初省卫生厅发布的指导意见，河南省每个新型农村社区都将建一所标准化的卫生服务中心，在建设标准上，服务于人口 10 000 人左右的社区，卫生服务中心的建筑面积不低于 500 平方米；服务于人口 5000 人左右的社区，建筑面积不低于 300 平方米；服务于人口 3000 人左右的社区，建筑面积不低于 200 平方米。中心至少设 5 张观察床，可根据医疗机构的功能定位，设置 10 张左右以护理康复为主要功能的康复病床；配备心电图机、血糖仪、可调式输液椅、供氧设备、电冰箱、电脑及打印机等设施。这将为数字化应急指挥与救治系统建设提供重要契机。

6.1.2 郑州大学第一附属医院及其医疗信息化基础

（1）医院基本情况

郑州大学第一附属医院是国内最大的集医疗、教学、科研、预防、保健、康复为一体，具有较强救治能力、较高科研水平和国际交流能力的三级甲等医院，先后被评为国家级"爱婴医院"、全国"百佳医院"、"全国医院管理年先进单位"、"全国文明单位"等荣誉称号。医院始建于 1928 年 9 月，其前身为原国立河南大学医学院附设医院。1958 年从开封迁入郑州，更名为河南医学院第一附属医院。1985 年更名为河南医科大学第一附属医院。2000 年原郑州大学、郑州工业大学、河南医科大学三校合并，医院正式命名为郑州大学第一附属医院。2012 年，医院正式成为省部共建医院。

目前，医院有河医和郑东两个院区，占地总面积 38.8 万平方米。其中，郑东院区占地 23 万平方米，设计开放床位 3000 张，总建筑面积 78 万平方米，预计 2016 年 9 月 16 日建成并投入使用。河医院区有临床医技科室 93 个，病区 138 个，编制床位 5000 张，年门诊量 460 万余人次，年出院病人 32 万余人次，年手术台数 19 万余台。医疗服务指标居国内医疗机构首位。

全院有在职职工 7405 人，医疗卫生技术人员 6718 人，其中正高级职称 445 人、副高级职称 550 人、中级职称 1025 人，具有博士学位的人员 1023 人、硕士 1479 人，有院士 1 人、特聘院士 8 人、中科院"百人计划"专家 1 人、国家杰青 1 人、享受国务院政府特殊津贴专家 21 人、省管优秀专家 19 人、省级厅级学术带头人 30 人、创新人才 56 人。目前，医院由在省以上学术团体担任常委以上职务 150 余人，其中中华医学会等国家级学会专业分会主任委员 2 人、候任主任委员 2 人、副主任委员 5 人、常委职务 18 人。在国内外杂志担任编委以上职务的有 200 多人。医院有国家临床重点专科建设项目 20 个，居国内医院前列。河南省卫生厅重点学科 25 个。

医院瞄准国内外医学科技前沿，形成了具有较强综合救治能力的特色优势，以心、脑、肺、肝、肾、耳鼻喉、眼、妇产科等优势学科为支撑的大器官疾病综合诊治技术处于全省领先地位。其中，耳鼻喉科的喉全切发音重建术和耳聋的病理生理研究在国内居领先地位；国内首例同基因外周血干细胞移植治疗慢性粒细胞白血病和脐血干细胞移植治疗白血病获得成功，为我国在该领域赶超国际水平做出了贡献；国内首例体外循环下自体肺移植术的成功实施，为晚期肺癌患者的治疗开辟了新途径；国内首例同卵双生活体供肝肝移植，应用单细胞核苷酸多动态性基因（SNP）芯片技术进行胚胎植入前遗传学诊断试管婴儿在笔者所在医院成功分娩；韩新巍式血管可回收内支架的临床应用，填补了国内空白；肝移植、胰肾联合移植填补省内空白；对食管癌的"介入化疗法"和"内支架植入疗法"治疗水平、布加综合征的外科手术治疗、无痛技术、微创技术和人工耳蜗植入技术均达到国内领先水平。

医院是河南省最大的培养高级医疗卫生人才的临床基地，承担着郑州大学临床医学系、医学检验系、预防医学系、口腔医学系及医学影像系的本科、研究生和留学生的教育教学任务。临床医学是河南省唯一的一级学科博士学位授权点、临床医学一级学科硕士学位授权点，均涵盖 20 个二级学科；护理学是一级学科博士、硕士学位授权点。有博士生导师 110 名，硕士生导师 565 名，年培养硕士、博士 500 余人，留学生 200 余人，年接收省内外进修人员 2000 余人。

医院科研平台日臻完善，有院士工作站 8 个，博士后科研流动站 3 个，省级重点实验室 4 个，省级工程实验室 9 个，厅级重点实验室 17 个，校（院）内研究机构 21 个，省级、高校、市级、院内科技创新团队 70 个，院内青年创新基金项目 586 个。近年来，医院科研立项和获奖总数稳居河南省卫生系统首位，在全国处于领先水平，先后承担包括"863"科技攻关项目 6 项，国家科技惠民计划专项、国家自然科学基金 200 余项在内的省部级以上科研项目 1500 余项，获科研成果近 200 项。其中，《经血传播的 HIV 感染流行特征及其防控措施的建立与研究》获得中华医学科技奖一等奖，干细胞研究团队的《多囊卵巢综合征源性人胚胎干细胞和间充质干细胞的基础及应用研究》荣获河南省科技进步一等奖，均是河南省临床医学界首次获此殊荣。

医院设施先进，设备齐全，医疗设备在数量和质量上均位居国内前列，有国际顶尖正电子发射计算机断层扫描（PET）仪 1 台、高端螺旋 CT 12 台、磁共振成像（MRI）仪 11 台、达芬奇手术机器人 1 台、直线加速器 4 台、模拟定位机 2 台、单光子发射计算机断层扫描（SPECT）仪 3 台、C 臂数字减影血管造影机 11 台、罗氏全自动生化分析仪 5 套，以及海扶刀、电镜设备、全自动酶免分析系统等。另拥有国内一流的现代化生命支撑系统。ICU、CCU、NICU、RICU、PICU、CT 复合手术室，磁共振复合手术室，DSA 复合手术室和骨髓移植中心设备均属国内领先。

近年来，医院不断加强国内、国际间交流，定期派科技人员到国外学习深造，邀请国内外知名专家来院讲学，先后与美国、德国、日本、加拿大、英国、瑞典、挪威、丹麦、澳大利亚等国家和中国台湾等地区建立了技术合作交流与人才培养协议，培养和造就了一大批高层次人才。

近一个世纪以来，郑州大学第一附属医院一代又一代人秉承着"厚德、博学、精业、创新"院训，执著追求，努力拼搏，为人民群众的健康保健做出了不懈努力。今后，这所具有深厚文化积淀的历史名院必将为河南省卫生事业的腾飞做出新的更大的贡献。

（2）医院信息化概况

2008 ～ 2011 年，医院为信息化建设投入 1.5 亿元人民币，采购了大批先进的信息化设备，为医院信息化的良性发展奠定了坚实的基础。

目前，信息中心拥有生产中心、备份中心和冗灾中心三个现代化的大型机房，共有服务器 40 余台，包括目前世界最先进的小型机 IBM P770 4 台；各种磁盘阵列 10 余个，包括 HDS 高端存储 USPV 100T 存储柜 4 个、100T 容量归档存储柜 1 个。网络设备均采用 CISCO 设备，其中核心交换设备 Cisco Nexus 7000 交换机 2 台、Catalyst 6500 2 台、Catalyst 4500 8 台，实现了万兆主干、千兆到桌面的有线网络，并且实现了全院级别的无线覆盖，采用 802.11n 无线传输协议。在信息化应用中，已经实现了 HIS、EMRS、PACS、LIS、移动查房、移动护理、电子病历、临床路径管理、门诊"一卡通"就诊等，以无纸化电子病历为核心的信息化建设达到国内先进水平，被国家卫计委评为五级医院。

（3）医院远程医学系统情况

医院设有河南省远程医学中心，该中心依托医院优质医疗资源，成为集通讯、影像传输、视频会议、应急指挥等功能为一体的远程医学综合应用平台，为基层医疗单位、偏远地区群众提供优质服务，实现全省优质医疗资源共享最大化。目前已经实现了 HIS、EMRS、PACS、LIS、移动医疗全院级的应用，建成了全国一流的远程医疗中心，已与河南省 120 家县级医院和 20 余家省外医疗机构远程平台联网运行。

河南省是我国较早开展远程医疗实践的省区之一，远程医疗和卫生信息化工作的发展处于国内领先水平，郑州大学第一附属医院在河南省远程医疗领域起着引领作用。2012 年 3 月，卫生部部长陈竺视察郑州大学第一附属医院，对依托郑州大学第一附属医院的河南省远程医学中心的发展给予了充分肯定，指出该中心无论是硬件、规模还是实践应用等方面都在全国处于领先地位，为我国远程医疗工作的开展做出了重要贡献。

河南省远程医学中心始建于1996年，原为河南省远程会诊中心，2010年12月，经河南省卫生厅批准更名为河南省远程医学中心，是我国最早成立并实际运行的远程医学中心之一。中心位于郑州大学第一附属医院门诊医技楼21～22层，占地面积2000平方米，是依托郑州大学第一附属医院的优势医疗资源和强大的科研能力，采用业界最领先的端到端1080P60帧的智真系统，并同时采用光纤、卫星、3G、微波等现代化信息通信技术，打造的一个集通讯、应急指挥、远程会诊、影像数据传输、视频会议、预约挂号、双向转诊、健康管理、远程教育培训、数字资源共享等多种功能为一体的区域协同医疗综合服务平台。应急急救系统正是作为此综合服务平台中的一部分，承担着公共突发事件的应急指挥调度、院前急救、长途转运、远程会诊、科研统计的任务。

河南省远程医学中心秉承公立医院的社会责任定位，以提供高水平、广覆盖的医疗服务为目标，采取各种措施，不断完善远程医疗运行机制，探索多种渠道的医疗服务模式。中心服务网络覆盖新疆哈密地区中心医院、山西晋城人民医院和四川江油市人民医院及河南省全部108县的131家县级机构，极大地造福了河南及相关省份的基层和偏远地区群众，取得了显著的社会和经济效益。2014年会诊量1.5万例，2015年预计将达3万余例，年接受远程教育的基层医务人员达30万～40万人次，服务规模在国内遥遥领先。目前，河南省远程医学中心依托区域医疗系统网络先进的系统、较大的覆盖面、大量发生的实际医疗业务，具备了实施基于远程医疗云平台的健康大数据分析挖掘系统构建的基础。

6.1.3 河南省突发公共卫生事件数字化急救系统建设的需求总结

我国是世界上受自然灾害影响最为严重的国家之一，灾害种类多、发生频度高、损失严重。突发事件可产生扩散效应，极易演变为巨大的社会灾难。预防和处置重大突发事件已经成为不同国家和地区政府极为重要的工作内容。而突发公共卫生事件数字化指挥与救治平台正是为迎合我国应急平台体系建设而进行研究与建设的。下面从国家公共安全、突发事件的特点、我国国情等方面介绍建立公共安全突发事件的必要性。

（1）国家公共安全的需求

随着我国改革开放和经济的快速发展，人民的物质生活水平不断提高，经济与交流活动增加，人群流动日益频繁，居民的聚集性和移动性迅速增加。相应地，传染性疾病发生和蔓延的速度和危险性也随之增强。2003年我国暴发的传染性非典型肺炎、2008年的手足口病和2009年的甲型流感，对我国社会经济建设和人民的日常生活都产生了重大的危害和影响。

为应对突发公共卫生事件对我国社会生活和经济发展的影响，切实保障人民群众的健康与生命安全，国务院部署了关于建设和完善国家突发公共卫生事件应急反应机制的任务。而建立突发公共卫生事件数字化指挥与救治平台，在突发公共卫生事件发生时，可以更快地收集整理相关信息，快速准确地对突发事件进行反应，通过系统对医疗卫生资源进行针对特定突发事件的科学调度，快速、科学地制定突发公共卫生事件指挥与救治的决策，完善我国的应急反应机制，是在突发事件发生的情况下有效控制疾病蔓延与减少损失的关键。

（2）突发公共卫生事件化解本身的需求

由于突发公共卫生事件具有突发性、意外性和危害性的特征，危机过程发展非常迅速，事件现场情况多变，如果信息传输不畅、救治策略不及时或不正确，其事态会越来越难控制。因此，为了及时控制危机的发展，需要建立一套快速、有效的应急管理机制和指挥救治系统，及时准确地掌握危机事件的信息和发展动态，从而更有效地进行救援工作。而突发公共卫生事件数字化指挥与救治平台具有以下特点：快速收集、整理信息；利用网络技术和计算机技术及时准确地传输相关信息，使指挥人员能迅速掌握突发事件的最近动态；利用数据库系统、地理信息系统、决策支持系统快速、科学有效地制定相应的策略；通过现场治疗与远程治疗相结合快速对病人进行治疗，以更迅捷、有效地应对突发公共卫生事件。

（3）突发公共卫生事件管理系统建设与发展的需求

为有效应对突发公共卫生事件发生造成的危害，卫生部门承担着突发公共卫生事件的预警、应急管理、疾病控制和医疗救治等方面的任务。而突发公共卫生事件的发生通常会涉及多个领域，卫生部门在应对时需要动用多个政府部门和社会的多个方面和人员合作。突发公共卫生事件数字化指挥与救治平台通过现代通信技术和网络技术，在卫生部门、应急指挥部门和医疗救治机构间建立通信网络和视频网络，一旦发生突发事件，可以迅速组织人员分析，集结救援队伍，制定控制和救治对策，科学地制定应对措施，并利用现代信息技术和手段，及时反馈突发事件，处理实时情况，卫生行政部门、指挥中心和救援队伍可以随时进行视频会议，完善和修正应急策略，高效、快速、准确地完成应对突发事件的指挥与救治工作。

（4）适应技术发展的需求

随着现代通讯技术和网络技术的迅速发展，信息传输和储存比以往有了长足的进步，然而当突发公共卫生事件发生时，如何分享和分析这些信息？如何在海量的信息中快速、准确地提取出有用信息，并利用这些信息快速制定应急策略？以往的应急平台技术远远不能解决这些问题。而突发公共卫生事件数字化指挥与救治平台以成熟的网络技术、多媒体技术和远程医疗技术为依托，充分发挥数字化的优势，利用数据库的信息和决策支持系统，快速有效地对信息进行分析？制定出应对突发事件科学、有效的策略，最大限度地缩短突发事件从发生到应急预案、应急策略制定，启动救援工作和开展救援工作的时间。

（5）我国（河南省）国情的需求

我国地域广、人口多、医疗资源分配不均衡、医疗水平有明显的区域性差别，特别是广大农村和边远地区，医疗资源非常紧缺，一旦发生突发公共卫生事件，医疗资源不能快速输送到有需求的地方，对国家经济和社会造成严重的危害和损失，而建立突发公共卫生事件数字化指挥与救治平台，可以利用网络技术和远程医疗技术，快速响应突发事件，制定科学的应急策略，合理有效地分配医疗资源，最大限度地减少国家和人民的损失和危害。

在建立突发公共卫生事件数字化指挥与救治平台的过程中，必须要对平台的必要性做完整的探讨，以建立一个如下平台：符合我国及地区实际情况，能应对突发事件本身的特征，符合突发公共卫生事件管理系统建设与发展的要求，并且能充分利用先进的通信技术、网络技术、计算机技术和多媒体技术整合国家相应的应急资源，对突发事件能够快速、准确地响应，对事件发生地区和受灾人员进行救援，控制疾病的蔓延，减少突发事件造成的危害。

6.2　建设原则与建设目标

6.2.1　系统设计所遵循的准则

本系统的设计依据国家《院前医疗急救管理办法》及其他有关医疗信息化的相关规程实施。《院前医疗急救管理办法》中的院前医疗急救是指由急救中心（站）和承担院前医疗急救任务的网络医院（以下简称急救网络医院）按照统一指挥调度，在患者送达医疗机构救治前，在医疗机构外开展的以现场抢救、转运途中紧急救治及监护为主的医疗活动。该办法的部分内容如下：

第六条　县级以上地方卫生计生行政部门应当将院前医疗急救网络纳入当地

医疗机构设置规划，按照就近、安全、迅速、有效的原则设立，统一规划、统一设置、统一管理。

第十条　急救中心（站）负责院前医疗急救工作的指挥和调度，按照院前医疗急救需求配备通讯系统、救护车和医务人员，开展现场抢救和转运途中救治、监护。急救网络医院按照急救中心（站）指挥和调度开展院前医疗急救工作。

第十一条　县级以上地方卫生计生行政部门根据区域服务人口、服务半径、地理环境、交通状况等因素，合理配置救护车。

第十四条　急救中心（站）通讯系统应当具备系统集成、救护车定位追踪、呼叫号码和位置显示、计算机辅助指挥、移动数据传输、无线集群语音通讯等功能。

6.2.2　系统开发与建设目标

（1）系统开发目标

第一，形成一个覆盖河南省的医疗卫生和疾病预防与控制的信息化网络，包括突发公共卫生事件上报和处理分析系统、120指挥信息系统、远程会诊系统、呼叫中心和指挥调度系统等。系统将在此基础上对现有各卫生系统的数据进行整合，建立一个跨越资源"孤岛"的信息平台，实现突发公共卫生事件信息的采集、传输、存储、处理、分析、预案确定及启动全过程的信息化、自动化和网络化。

第二，形成一套适合河南省的突发公共卫生事件数字化指挥与救治的仿真信息管理网络，通过先进的管理技术、信息技术、通信技术和网络技术实现对突发公共卫生事件分析、鉴别、应急方案制定的模型化，以提高对突发公共卫生事件的应对能力。

第三，形成一套包括实时准确监测、科学合理预测、及时有效发布和动态反馈评估功能的决策体系，在高效、科学、合理三方面，实现对突发事件应急处理的决策支持。

第四，通过系统对医疗卫生资源（包括医务人员、医疗用品等）进行针对特定突发事件的科学统一指挥配置和调度，充分保证应急所需资源的配置。通过网络化、信息化和标准化的管理，使河南省范围内突发卫生事件得到及时控制与处理。

第五，通过现代远程医疗技术实现指挥中心与现场救治的网络视频连接技术，为突发事件现场救治提供快速、有效的医疗咨询和医疗救治工作。

（2）系统建设目标

河南省突发公共卫生事件应急指挥调度系统是一套基于远程医疗平台的院前

院内急救一体化的临床信息系统，须依托现有远程医学平台有效地衔接院前急救和院内急诊的工作，发挥郑州大学第一附属医院在区域内的医疗急救资源和能力优势。系统将依托现有的无线网络传输技术、GPS 定位技术、音视频压缩技术等，完成从任务接收、派车、现场急救、转运到医院接诊整个流程业务的全覆盖。系统将采集的各类医疗设备信息、车载音视频信息及医护人员填写的急救记录实时传输到医院急诊科，急诊专家通过观看患者信息，根据现场环境指导医护人员施行相应的施救措施，同时系统把病人目前状况发布到急诊科大屏，院内医护人员通过分析病情提前做好接车准备。

系统主要包含应急指挥中心、急救车和急诊科三部分的建设。各部分建设目标如下：

1）应急指挥中心：应急中心在接到报警之后，快速查看急救资源，为急救任务分配急救小组，实现任务的快速下达和合理分配。指挥中心可实时查看目前各急救小组的任务执行情况及事后急救车辆行车轨迹的回放，通过轨迹回放可为下次派发任务提供相应的依据。

2）急救车：通过对现有急救车改造，实现集车内急救、音视频通信、车载导航、医疗信息系统于一体的新型急救车。医护人员在急救车内可对患者进行生命体征检测和急救，并对急救措施做快速记录，在需要远程协助时，可通过车内的音视频系统实时与院内专家远程交互，并把病人生命体征、心电图波形等数据传给院内专家，为专家的指导提供依据。系统把院内急诊科迁移到急救车，真正实现院前急救的功能。

3）急诊科：急诊科专家可实时查看急救车上患者的基本生命体征、波形图、患者病历和车内情况等患者信息和诊断信息，真正了解患者目前的状况，根据患者的状况实时提供远程指导意见，极大地增加了院前急救的救治成功率。

6.3 主要功能及开发环境的选择

6.3.1 主要功能

依据前面所介绍的数字化指挥与救治系统的模式与架构，系统建设需满足相关理论要求，在实践上，须在突发公共卫生事件时，指挥中心快速启动应急指挥预案，在第一时间为各急救小组分配各自急救任务，并实时跟踪急救车目前所处的位置。当急救车到达现场后，通过急救车上音视频系统与指挥中心快速建立连接，实时向指挥中心汇报现场情况。通过无线单兵系统，医护人员可灵活地与指挥中心或会诊专家快速连接、汇报现场情况，并实时救助。患者上车之后，会诊中心专家可实时与医护人员交流，并可实时观测患者病情及基本生命体征和电子病历等，给予急救车医护人员远程指导。与此同时，医院急诊科医护人员可通过大屏实时观测急救车上患者的目前状态，可根据大屏反映的情况为急诊做好相应的准备。

基于远程医疗系统的医院应急指挥与救治系统的最大特点是以医疗救治为中心，通过远程医疗系统实现医疗活动、信息活动、物流活动、专家资源等的协同，实现快速、高效、高质量地抢救病人，减少重伤和死亡数量。因此，需结合理论研究和实际需要，开发并建设适宜的急救管理系统。

（1）急救调度系统

急救调度系统须基于信息化手段，明显缩短安排急救车出车时间，并实现对系统内部急救资源的合理调用，提高急救效率。急救调度系统主要实现的功能包括：

➢ 资源总览与分配：查看目前系统内（包括区域中心医院及其远程协作医院）急救资源所处的状态，为各类任务分配相关资源，从而合理地调度相关资源。

➢ 轨迹跟踪与回放：实时查看目前急救车运行轨迹或已经完成急救任务的车辆的运行轨迹，为指挥调度提供依据。

➢ 任务分配：根据事发场地和病人病情，在系统内指定对应车辆、人员前往急救现场。

➢ 人员概览：集中显示当前待命医生、护士、担架工、司机等相关资源的状态。

➢ 任务总览：查看目前正在执行或已经发出的急救任务。

（2）远程紧急救治系统

院内急诊专家在远程急诊室或办公室内通过远程医疗音视频系统实时查看患者病情，结合病人的生命体征信息和现场书写的快速电子病历信息，进行远程诊断和会诊，指导现场医生开展合适的救治活动，并根据需要提前开立检查检验申请，为患者赢得宝贵的救治时间。远程紧急救治系统主要实现的功能包括：

1）GPS患者定位管理子系统

➢ 任务目的地定位：系统须在地图上搜索出任务目的地位置，并在地图上标记。

➢ 车辆追踪：实时动态地显示急救车辆位置。

➢ 任务总览：在界面上显示所有执行任务车辆的位置和动态轨迹。

2）音视频集成子系统

➢ 语音对话：一对一语音对话功能，可由任何一方发起实时通话。

➢ 视频文件删除：能够对视频文件进行编辑，删除无效视频。

3）监护波形病历集成：将患者的心电波形资料集成到患者病历信息中。

4）急救病历集成：将患者的急救病历、历史诊疗信息集成到患者病历信息中。

（3）车载急救系统

车载急救系统主要用于记录患者转运期间的治疗护理状况，将生命体征数据、心电波形、本地视频等信息传送给院内会诊专家，并实现用药记录、出入量记录及护理、病历书写等功能，为医生诊断提供有力依据。车载急救主要实现以下功能：

➢ 音视频通信：通过远程医疗视频系统可与急诊专家实现面对面沟通，实时汇报病人情况，并根据专家给出意见做出相应的护理和治疗措施。

➢ 病人信息传输：除了传输病人的视频信息外，系统还把病人的监护仪信息、电子病历信息等传输给院内急诊专家，为专家的诊疗提供数据支持。

➢ 病历信息：提供电子病历的编写功能，根据现场情况实时动态记录急救信息，信息内容包括急救时间、患者信息、医疗设备采集和诊断与处理等。

➢ 急诊前置：根据患者现场情况，提前下达检验检查清单。

➢ 脑卒中评估：提供时间评估、辛辛那提院前卒中评分（CPSS）和格拉斯哥昏迷评分（GCS）等评分标准，通过评估快速确定病人病情，为治疗提供规范依据。

（4）急救中心专科建设系统

系统通过远程音视频系统、车载导航、电子病历等的建设，把急诊科真正"迁移"到急救车上，实现院内急诊的前置，缩短突发事件中病人的救治时间。为急诊中心建立完善的院前救治流程，形成整个急诊中心以"病人为中心"的服务理念，自觉服从统一指挥调度，严格履行岗位职责的工作方式，达到减少误诊和漏诊及过度治疗和改善患者临床预后的目的，为院前急救工作质量评估提供数据依据，真正实现特色专科建设的要求。

（5）科研统计系统

系统对病人的医疗数据进行采集、汇总、分析，在统计分析的基础上运用统计学理论和方法，形成救治成功率、救治结果、出车统计和疾病分类等专科统计报表，反映医院院前急救工作情况。通过分析院前急救系统的统计报表可得出工作中的内在规律，指出医疗服务工作存在的问题，并提出改进措施。为医院执行科研统计、制定和检查医疗工作计划、合理地分配和利用院前急救资源、不断提高医疗服务的社会效益和经济效益、深入开展医院教学和科研工作等提供数据依据。

6.3.2　开发环境的选择

（1）Oracle

Oracle 公司是全球最大的信息管理软件及服务供应商，成立于 1977 年，总部位于美国加州 Redwood Shore。Oracle 系统是以 Oracle 关系数据库为数据存储和管理作为构架基础构建出的数据库管理系统。Oracle 是世界上第一个支持 SQL 语言的商业数据库，定位于高端工作站，以及作为服务器的小型计算机，如 IBM P 系列服务器、HP 的 Integraty 服务器、Sun Fire 服务器。Oracle 公司的整个产品线包括数据库服务器、企业商务应用套件、应用开发和决策支持工具。

Oracle 具有以下特性：

第一，完整的数据管理功能。体现在数据的大量性、数据保存的持久性、数据的共享性、数据的可靠性等方面；

第二，完备关系的产品。体现在关系型 DBMS 的所有信息都应在逻辑上用一种方法，即表中的值显式地表示准则；保证访问准则；视图更新准则——只要形成视图的数据变化，相应视图中的数据同时变化，数据物理性和逻辑性独立的准则。

第三，分布式处理功能。Oracle 数据库自第 5 版起就提供了分布式处理能力，到第 7 版已具有比较完善的分布式数据库功能，一个 Oracle 分布式数据库由 Oraclerdbms、AQL*Net、SQL*CONNECT 和其他非 Oracle 的关系型产品构成。

就主流数据库技术而言，Oracle 和 Sybase SQL Server 存在一定差异。Oracle 采用的是并行服务器模式，而 Sybase SQL Server 采用的是虚拟服务器模式，它没有将一个查询分解成多个子查询，再在不同的 CPU 上同时执行这些子查询。在对称多处理方面，Oracle 的性能优于 Sybase 的性能。业务量往往在系统运行后不断提高，如果数据库数量达到 GB 以上，在提高系统的性能方面可以从两方面入手：一方面是提高单台服务器的性能；另一方面是增加服务器数目。基于此，如果是提高单台服务器的性能，选择 Oracle 数据库较好，因为它们能在对称多 CPU 的系统上提供并行处理。相反，由于 Sybase 的导航服务器使网上的所有用户都注册到导航服务器，并通过导航服务提出数据访问请求，导航服务器则将用户的请求分解，然后自动导向由它控制的多台 SQL Server，从而在分散数据的基础上提供并行处理能力，可以选择 Sybase SQL Server。这些差异是在其他条件和环境相同的情况下比较的。

在数据的分布更新方面，Oracle 采用的是基于服务器的自动的 2PC（两阶段提交），而 Sybase 采用的则是基于客户机 DB-Library 或 CT-Library 的可编程的

2PC，因此在选择数据库方面，必须根据需要进行选择，比如社会保险软件、医疗服务软件等的开发，考虑到数据量大，并发操作比较多，实时性要求高，后台基本采取的是 Oracle 数据库。Oracle 服务器由 Oracle 数据库和 Oracle 实例组成。Oracle 实例由系统全局区内存结构和用于管理数据库的后台进程组成。

（2）ASP.NET

ASP.NET 是 .NET FrameWork 的一部分，是一种使嵌入网页中的脚本，可由因特网服务器执行的服务器端脚本技术，它可以在通过 HTTP 请求文档时再在 Web 服务器上动态创建。

ASP.NET 具有以下特性：

第一，跨平台性。由于 ASP .NET 是基于通用语言的编译运行的程序，其实现完全依赖于虚拟机，所以它拥有跨平台性，ASP .NET 构建的应用程序几乎可以在全部的平台上运行。其中大致分为以微软 .NET Framework 为基础使用 IIS 作为 Web 服务器承载的微软体系，以及使用 Mono 为基础框架运行在 Windows 或 Linux 上的开源体系。

第二，可管理性。ASP.NET 使用一种以字符为基础、分级的配置系统，虚拟服务器环境和应用程序的设置更加简单。因为配置信息都保存在简单文本中，新的设置有可能不需要启动本地的管理员工具就可以实现，这种被称为"Zero Local Administration"的哲学观念使 ASP.NET 基于应用的开发更加具体和快捷。多处理器环境的可靠性 ASP.NET 已经被刻意设计成为一种可用于多处理器的开发工具，它在多处理器的环境下采用特殊的无缝连接技术，将大大提高运行速度。自定义性和可扩展性 ASP.NET 设计时考虑了让网站开发人员可以在自己的代码中自己定义"Plug-in"的模块。与原来的包含关系不同，ASP.NET 可以加入自己定义的任何组件。安全性基于 Windows 认证技术和各应用程序配置，可以确保原程序是绝对安全的。ASP.NET 的语法在很大程度上与 ASP 兼容，同时它还提供一种新的编程模型和结构，可生成伸缩性和稳定性更好的应用程序，并提供更好的安全保护。可以通过在现有 ASP 应用程序中逐渐添加 ASP.NET 功能，随时增强 ASP 应用程序的功能。

6.4 系统软件开发工作流程

6.4.1 建设计划

对所要开发的基于远程医疗平台的院前院内急救一体化系统进行总体定义，包括了解用户的要求及现实环境，从技术、经济和社会因素 3 个方面研究并论证软件的可行性，探讨解决问题的方案，对可取得的效益和开发进度做出估计，制定完成开发任务的实施计划。

6.4.2 需求分析

需求分析就是对开发什么样的软件系统所进行的全面地分析与设想，它是一个对需求进行去粗取精、去伪存真、正确理解，然后把它用软件工程开发语言（形式功能规约，即需求规格说明书）表达出来的过程。需求分析是软件开发的基础环节，特别是对于本书所介绍的医疗急救系统的开发而言。鉴于软件技术类企业对急救业务相关信息的非专业性，软件开发人员与医疗急救人员、医院管理人员等相关人员进行深入沟通并凝练准确需求至关重要。

现阶段的基本任务是和用户一起确定要解决的问题，建立软件的逻辑模型、编辑类图、ER 图，编写需求规格说明书文档，并最终得到用户的认可。需求分析的主要方法有结构化分析、数据流程图和数据字典等。现阶段的工作是根据需求说明书的要求，设计建立相应的软件系统的体系结构，并将整个系统分解成若干个子系统或模块，定义子系统或模块间的接口关系，对各子系统进行具体设计定义，编写软件概要设计和详细设计说明书、数据库或数据结构设计说明书、组装测试计划。在任何软件或系统开发的初始阶段必须先完全掌握用户需求，以期能将紧随的系统开发过程中哪些功能应该落实、采取何种规格，以及设定哪些限制优先加以定位。系统工程师最终将据此完成设计方案，在此基础上对随后的程序开发、系统功能和性能的描述及限制做出定义。

6.4.3 软件设计

软件设计可以分为概要设计和详细设计两个阶段。实际上软件设计的主要任务就是将软件分解成模块，即能实现某个功能的数据和程序说明、可执行程序的程序单元。模块可以是一个函数、过程、子程序、一段带有程序说明的独立的程序和数据，也可以是可组合、可分解和可更换的功能单元。然后进行模块设计：概要设计的主要目标是给出软件的模块结构，用软件结构图表示；详细设计的首要任务是设计模块的程序流程、算法和数据结构，次要任务是设计数据库，常用方法是结构化程序设计法。

6.4.4 软件编码

软件编码是指把软件设计转换成计算机可以接受的程序，即写成以某一程序设计语言表示的"源程序清单"。充分了解软件开发语言、工具的特性和编程风格，有助于开发工具的选择和保证软件产品的开发质量。

当前，除在专用场合外，在软件开发中已经很少使用 20 世纪 80 年代的高级语言，取而代之的是面向对象的开发语言。而且面向对象的开发语言和开发环境大都合为一体，大大提高了开发的速度。

6.4.5　系统测试

软件测试的目的是以较小的代价发现尽可能多的错误，其关键在于设计一套出色的测试用例（测试数据与功能和预期的输出结果组成了测试用例）。如何才能设计出一套出色的测试用例？关键在于理解测试方法，不同的测试方法有不同的测试用例设计方法。两种常用的测试方法是白盒法和黑盒法。黑盒法是把被测试对象看成一个黑盒子，测试人员完全不考虑程序内部结构和处理过程，只在软件的接口处进行测试，根据需求规格说明书检查程序是否满足功能要求，因此，黑盒测试又称为功能测试或数据驱动测试；白盒法是把测试对象看作一个打开的盒子，测试人员须了解程序的内部结构和处理过程，以检查处理过程的细节为基础，对程序中尽可能多的逻辑路径进行测试，检验内部控制结构和数据结构是否有错、实际的运行状态与预期的状态是否一致。

6.4.6　运行维护

维护是指在已完成对软件的研制（分析、设计、编码和测试）工作并交付使用以后，对软件产品所进行的一系列软件工程活动，即根据软件运行的情况，对软件进行适当修改，以适应新的要求，以及纠正运行中发现的错误，编写软件问题报告、软件修改报告。

第7章
河南省突发公共卫生事件数字化指挥与救治平台的需求分析

7.1 概述

　　需求分析处于软件平台开发的初始阶段,该阶段的主要任务是弄清"做什么",它不仅要求开发人员准确理解用户的业务需求,更为重要的是要对可能发生的需求变更做出最大限度的预期。它是影响软件平台开发进度和保证平台运行质量至关重要的一环。需求和业务是紧密相关的,需求的确定必须以实际业务为依据,通过在业务层面上对业务流程进行梳理,使需求如抽丝剥茧般逐渐清晰,脱离了业务分析则需求分析也根本无从谈起。

　　依托郑州大学第一附属医院的优势医疗急救资源和河南省远程医学中心的全省网络覆盖能力,建立可以应对河南省突发公共卫生事件的应急指挥系统,通过加强院前急救体系建设,不断满足城乡居民日益增长的院前急救医疗服务需求,及时有效地应对可能出现的各类重大突发公共事件和保障各项大型活动的开展,切实提升应急救治保障能力,构筑保护人民群众身体健康和生命安全的有效屏障。郑州大学第一附属医院及其协作医院院前急救的相关资源应急调度体系(车辆、站点、人员等)已达到国家标准,形成了布局合理、装备精良、反应快捷、服务良好、覆盖城乡,并与各级医疗机构紧密结合、可持续发展的基本现代化院前急救医疗服务体系。通过加强队伍建设、增强院前急救的信息化建设,使医院的院前急救服务能力进一步提升,完成从单纯转运型向先救治、后转运的救治型院前急救的转变。

　　本章结合系统整体定位,基于突发公共卫生事件应急指挥救治流程,主要就功能需求、性能需求、界面需求三方面进行阐述,并通过例图对各部分的需求进行分析。

7.2　系统的基本功能需求

7.2.1　功能需求概述

在突发公共卫生事件中，突发公共卫生事件指挥与救治平台负责将事件现场的信息上传至上级指挥领导部门和指挥中心，上级领导和指挥中心的指令也通过应急指挥中心发布到突发公共卫生事件指挥与救治平台和事件现场，将各级各类应急管理和指挥机构有机联系起来。

（1）现场独立数据处理及指挥调度功能

车载信息系统在战时可以作为独立的工作平台进行现场指挥，通过远程医疗系统、医院信息系统和现有社会应急系统进行系统对接，实现急救现场的数据录入、信息查询、音视频通讯等功能，以便开展指挥与救治活动。

（2）协同数据共享与急救资源调度功能

急救现场、急救车辆、指挥中心等不同位置具备协同数据处理和指挥调度功能；现场车载指挥系统和快速病历系统同突发公共卫生事件指挥与救治平台的相关系统进行对接实现数据的处理、整合。根据基于远程医疗系统的区域协同医疗联盟急救资源管理系统提供的救护车分布、血液库存情况、医护人员分布情况等，针对特定卫生事件对区域联盟范围内的医药卫生资源实时调度方案的辅助制定，合理配置有关资源，及时控制疾病传播，高效实现应急救治。

（3）信息共享功能

通过标准化信息接口实现互联互通。为了实现各级各类应急管理和指挥机构、医疗机构等主体之间的信息共享，需要通过制定信息共享标准规范、开发信息中间件等，形成信息"插座"与"插头"，以实现数据的跨平台，实时、快速地进行信息系统无缝对接。

（4）应用系统模块化对接功能

各子系统为模块化建设，可根据指挥与救治平台功能的需要加载不同的功能模块，支持功能模块独立维护、升级和管理；平时作为独立子系统可以同区域协同医疗系统无缝对接；可实现对区域医疗联盟范围内突发公共卫生事件的实时监测，及时发现疫情；可生成针对不同卫生事件的多种处理预案；可实现虚拟环境下的疾病演化模型，并对处理方案的预期效果进行模拟。无论平时还是战时均可实现同医疗卫生资源管理业务和信息管理的统一性和一致性，并实现网络化远程调度管理，从根本上提高突发事件的应急处理效率。

7.2.2 各模块功能需求

（1）急救调度模块

该模块主要实现对其他急救系统的无缝对接，获取本系统的急救信息。因此，模块的功能需求是系统与现有急救调度系统对接，自动接收患者基本信息、主诉症状，并通过自适应算法生成急救任务通知单，对急救任务进行编号，便于统计及后续工作。

（2）急救任务信息接收

该模块主要是获取急救信息，这些急救信息主要来自于传统的区域急救系统中120体系和基于远程医疗系统的区域医疗联盟内的急救信息，因此，该模块通过与现有急救调度系统对接取得急救任务基本信息并进行信息处理，其功能需求定位为：任务编号——对接收的任务进行记录，可追溯查询相关任务系信息；任务地点——记录急救发生地点，可通过GPS快速定位；呼救号码——记录急救呼救号码，保存至急救任务中；现场基本情况——录入现场的一些基本情况，如呼救人及患者当前情况等。

（3）资源调度分配

该模块主要实现对区域内急救人员、急救车辆、急救站点等急救资源的按需分配，通过基于远程医疗系统的医院急救一体化系统实现区域急救协同处理。调度人员可根据具体急救任务合理分配现有急救资源。因此，该模块的功能地位为：车辆选择——根据与急救事发地点的距离调度急救车辆；人员选择——通过小组方式对出发小组进行分配调度；特殊设备配置——记录车辆配置的设备；接入的急救任务信息、资源调度分配后自动生成急救任务通知单。急救任务通知单包括任务编号、患者主诉、任务地点、联系电话、主要任务（现场急救、转诊）。

（4）急救任务登记

该模块主要是对急救信息及其处理进行规范化登记，包括急救任务调度命令记录、急救编号、急救关键时间节点、急救任务总结等。其功能地位包括：一方面记录出车期间所有相关调度指挥数据，形成急救任务记录文书。另一方面对急救任务的关键性时间节点进行记录，节点包括已出发、到达现场、现场救治完毕、任务完成等，状态管理符合急救运作流程，并可根据变化进行状态的增减。

（5）地理信息定位功能

该模块要对急救现场、车辆位置等进行准确定位，系统支持地图显示、车辆定位等。其功能地位包括：在电子地图上点击定位与地址文字输入定位操作可以互相替换；通过受理屏录入地址，直接在地图上定位；通过地图确定文字；支持地图无限放大、缩小功能，并应与地理信息可视性紧密结合，使索引图本身具有无极缩放功能；支持动态漫游、位置拖动；测量距离，可测量两点或多点间距离；信息显示及对应的操作；地图图层控制与"即改即用"；具备车辆轨迹回放功能。

（6）院前急救病历

院前急救病历系统是开发的重点，也是本系统实现院前院内急救一体化的重要载体。在急救现场或在转运途中，急救人员要将病人基本信息在车载系统简易书写，并将各种患者入院之后需要紧急检查的单据和手术申请单据等开立并远程传输到院内，将传统急救模式下很多需要在入院后完成的工作转移到急救现场和转运途中，并通过急救病历的书写保持与院内专家的实时联系，确保能随时得到后方支援。因此，该模块的功能需求包括提供智能化模版功能，医生可自行设置模板、调用模板，通过关键数据的修改快速完成病历；同时，记录患者基本信息、体检数据、体征数据（实时采集）、处理措施、用药记录等信息。

（7）远程紧急治疗

该模块是基础模块，所有急救现场和转运途中的急救活动都需要在远程系统的支撑下实现。通过部署在急救车辆上的应急远程医疗系统，各专科专家在急救中心通过音视频系统实时了解患者情况，结合院前急救医生的现场诊查对患者进行初诊，制定最佳治疗方案，并展开必需的、正确的急救措施，为患者赢得宝贵的救治时间。其功能定位包括：双向音视频通信；共享病历、生命体征等信息；通过远程医疗系统与区域信息平台的对接获取病人健康信息，并可以通过快速病历系统和远程医疗系统实现对病人的应急诊疗。

（8）音视频即时通讯

在整个院前急救过程中，数字化急救平台利用网络技术实现客户端之间的音视频交流功能，为患者和院内医生提供可视化沟通途径，为患者提供高水平的院内专家指导，为院前急救医生减轻救治压力，其中视讯系统是重要支撑。因此，该模块的功能需求包括语音视频通话功能，支持院方与急救车载音视频系统进行一对一、一对多音视频通讯、音视频录像等。

（9）远程会诊

针对急救现场和转运途中的危急重病人，急救医生一般难以处理，在这种情况下，开展远程多方会诊，针对某些疑难杂症实现实时多方远程会诊是本系统非常重要的功能，也是其特色，系统融合了音视频技术、信息传输技术等，并与院前快速病历、远程会诊数据平台和医院信息系统对接，实现基于数据共享的急救远程会诊。因此，该模块的功能定位包括：第一，专家列表显示专家或档案列表，可以将某医生加入到多方交流窗口；第二，远程监护功能，支持监控各个急救车内视频、车外视频信息，以便医院及时掌握车内患者情况、车外路况信息。当发生突发事件时，可以选择这辆车并与其进行音视频通话等。

（10）患者生命体征监测、波形传输模块

运用 3G/4G 网络通讯技术把患者的监护仪波形、心电图波形传送到医院，急救科专家根据此数据，并通过音视频系统对现场医生进行远程指导，进而为患者提供更高质量的院前急救治疗服务。支持多种平台显示：Windows、Android、iOS 等。该模块的功能定位为：患者体征波形传输；传输方式——网络传输；展现方式——急诊中心大屏和各个客户端；应用范围——院内大量医护人员根据此波形判断患者所处状态，及时做出抢救措施；系统自动保存此波形作为患者病历的一部分，可支持回放、分析功能。

（11）急救资源管理模块

该模块主要对急救系统内的所有急救资源进行全面管理，包括车辆、人员、医生等。因此，该模块的功能需求包括：第一，车辆管理——车辆出行状况记录与统计；第二，人员管理——统一用户身份验证，不同子系统或模块使用统一的登录界面和唯一的用户身份验证服务器，保证大系统的安全性和可维护性；第三，急诊科人员管理，包括科室人员添加、删除，科室人员账号建立与删除，科室人员密码修改，权限控制等。

（12）科室管理与统计分析模块

该模块主要对急救业务参与资源进行统计分析，并支持进一步的管理统计和科学研究活动。因此，该模块的功能需求包括出车统计、疾病分类统计、急救成功率统计、救治结果统计等。

7.3　系统的性能需求

应急指挥与救治系统是由多领域、多类别、多级信息系统构成的庞大系统。需要关联相关领域、多部门的数据。具有新老系统配合使用、技术发展快速、外部链接关系多、内部结构复杂、安全级别高、需要与其他系统进行广泛的数据交互等特点。因此，做好急救区域信息平台的体系架构的顶层设计是非常重要的。

（1）可扩展性

考虑今后网络和业务的发展系统设计应具有较强的扩展性，方便以后系统的扩展与升级。

1）网络方面：系统支持扩展任意网络的接入，包括现有医院内部网络、3G/4G 网络，同时可扩展卫星网络等各类网络接入，为后期业务和使用方式等的变化提供网络基础。

2）系统容量方面：系统硬件平台可支持急救车终端、指挥终端和会诊终端等的任意扩容，完全满足后期业务量增大的需求。

3）功能方面：系统可根据后期业务发展需求做功能的扩展，来满足不同时期对功能的不同需求。

（2）兼容性

系统应具有良好的兼容性，能够实现与目前院内相关的软件或硬件系统的完全兼容。

1）软件方面：系统应支持标准的结构化数据，通过提供标准的接口，实现与 HIS、LIS、PACS 等各类医院常用系统兼容。

2）硬件方面：系统所采用硬件需遵循标准的框架协议、标准接口、标准的工作方式等，能够与其他系统实现互联互通。

（3）安全性

系统应具备高度的安全性，从而保障系统平台的安全性和系统数据的安全性，实现系统的稳定运行和病人数据的高度安全。

1）系统的安全性：系统应采用标准工业级硬件设备，能够保证系统的终端在各类环境下都能够安全稳定运行。

2）系统数据安全性：系统应具备超强的加密机制，即使系统的数据信号在网络中被获取也无法得到具体的临床信息数据；系统应具备严格的多级权限管理制度，根据权限的不同所执行的操作也不同，从而有效地保障系统数据的安全。

（4）可靠性

系统的可靠性在系统的使用过程中是至关重要的。系统应该在硬件设备、数据保存、网络等方面具备极高的可靠性。

1）硬件方面：系统应采用成熟的硬件设备，硬件能够长时间稳定可靠运行。

2）数据保存方面：系统应用服务器和存储服务器需支持备份功能，实现音视频信息和患者信息等信息的备份。

3）网络方面：系统应支持多种不同的网络，当一种网络断掉之后快速启用另一个网络，最终实现系统的稳定可靠运行。

（5）其他方面的性能要求

在可扩展性、兼容性、安全性和可靠性基础上，系统的性能需求还包括平台系统易用性——平台系统的设计必须符合应用特点，容易学、容易用，友好的交互式界面和大量的帮助信息，使用统一的浏览器界面对各种信息进行访问，并提供在线帮助。平台的前瞻性——在满足现有需求的同时还要兼顾未来的业务发展，整个平台在管理理念、体系结构、技术实现上要具备很强的先进性和前瞻性。系统灵活性——可以灵活地制定功能模块，以便更好地支持突发公共卫生事件的应急管理救援工作。系统的可维护性——系统应能够快速部署，节省人力、物力、财力，同时须保证系统升级简单，维护成本低廉。

7.4 用户界面需求

考虑到基层用户和医疗急救的需求，系统界面设计应满足以下几条基本要求。

（1）简单易学

平台系统应尽可能以最容易理解，最直接、形象的方式呈现，界面符号尽可能与当前信息系统中通常使用的、大众熟悉的符号相贴近，以符合用户的识别习惯。

（2）易于使用

系统应尽量贴近实际业务操作，并尽可能符合用户使用习惯。

（3）界面排版需求

系统排版应整齐划一、松紧适度，不宜过于密集，避免产生疲劳感。

7.5　系统用例分析

7.5.1　用例图的主要内涵

　　用例图是指参与者的外部用户所能观察到的系统功能的模型图，其定义了系统的功能需求，呈现了一些参与者和一些用例，以及它们之间的关系，主要用于对系统、子系统或类的功能行为进行建模。在用例图中，可以明确用例之间及同用例参与者之间是怎样相互联系的，并实现系统行为的可视化，使用户能够理解如何使用这些元素，并使开发者能够实现这些元素。

　　用例图由参与者（actor）、用例（use case）、系统边界、箭头组成，用画图的方法来完成。

　　参与者不是特指人，是指系统以外的，在使用系统或与系统交互中所扮演的角色。因此参与者可以是人，可以是事物，也可以是时间或其他系统等。需要注意的是，参与者不是指人或事物本身，而是表示人或事物当时所扮演的角色，比如小明是图书馆的管理员，他参与图书馆管理系统的交互，这时他既可以作为管理员这个角色参与管理，也可以作为借书者向图书馆借书，在这里小明扮演了两个角色，是两个不同的参与者。参与者在画图中用简笔人物画来表示，人物下面附上参与者的名称。

　　用例是对包括变量在内的一组动作序列的描述，系统执行这些动作，并产生传递特定参与者价值的可观察结果。这是 UML 对用例的正式定义，对初学者可能比较难懂。我们可以这样理解，用例是参与者想要系统做的事情。对于用例的命名，我们可以给用例取一个简单、描述性的名称，一般为带有动作性的词。用例在画图中用椭圆来表示，椭圆下面附上用例的名称。

　　系统边界是用来表示正在建模系统的边界。边界内表示系统的组成部分，边界外表示系统外部。系统边界在画图中用方框来表示，同时附上系统的名称，参与者画在边界的外面，用例画在边界里面。

　　箭头用来表示参与者和系统通过相互发送信号或消息进行交互的关联关系。箭头尾部用来表示启动交互的一方，箭头头部用来表示被启动的一方，其中用例总是由参与者来启动。

　　用例图主要的作用有三个：①获取需求；②指导测试；③在整个过程中的其他工作流程中起指导作用。

7.5.2 突发公共卫生事件应急指挥与救治系统用例图

在突发公共卫生事件应急指挥与救治系统中，用例图如图 7-1 所示。

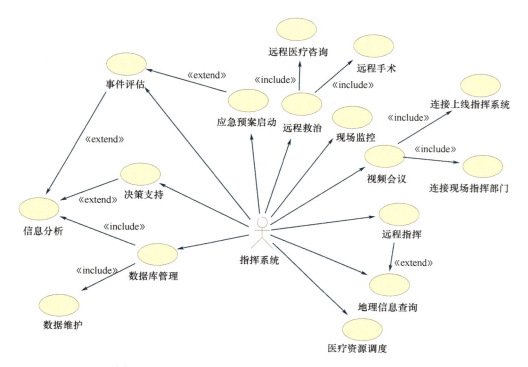

图 7-1 突发公共卫生事件数字化指挥与救治平台用例图

（1）数据库管理用例（表 7-1）

表 7-1 数据库管理用例的描述

用例名称	数据库管理
标识符	U0001
基本操作流程	（1）数据库管理员打开管理窗口 （2）数据库管理员选择账号和输入密码 （3）验证成功，进入操作页面 （4）对数据库信息进行编辑、添加、修改、删除等操作
可选操作流程	管理员输入的密码错误，提醒管理员并终止用例

（2）应急预案启动用例（表7-2）

表7-2　应急预案启动用例的描述

用例名称	应急预案启动
标识符	U0002
基本操作流程	（1）指挥人员登录指挥与救治平台系统
	（2）进入应急预案启动界面
	（3）点击相应等级的应急预案启动按钮
前置条件	突发公共卫生事件信息分析模板已分析出事件类型与级别
后置条件	启动突发公共卫生事件应急策略

（3）远程救治用例（表7-3）

表7-3　远程救治用例的描述

用例名称	远程指挥
标识符	U0003
基本操作流程	（1）打开远程救治页面
	（2）连接需要远程救治的平台系统
	（3）通过通信网络进行远程医疗咨询或医疗手术等
可选操作流程	连接需要远程救治平台，提示是否进行视频通话

第 **8** 章
河南省突发公共卫生事件数字化指挥与救治平台系统设计与实现

8.1 系统设计概要

8.1.1 总体架构图

　　基于远程医疗系统的医院急救一体化系统通过 3G、4G 移动通讯网络或其他通讯手段，第一时间将急救现场患者伤情等视频信息和快速电子病历信息传送到院内，并建立医护工作人员和院内专家的双向音视频通道，真正做到远程救护指导，提前制定抢救方案和各项准备，从而增加患者的救治成功率。项目整体架构采取基于功能导向的开发思路，据此，业务系统架构如图 8-1 所示。

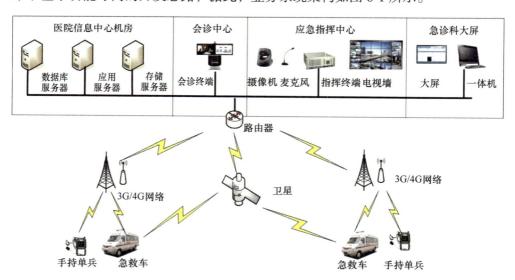

图 8-1　业务系统架构

音视频服务器部署在医院局域网内，通过互联网路由器进行端口映射接入到互联网，并与远程医疗专用数据中心实现互联互通，以确保与协作医院的数据对接；车载设备或移动单兵设备通过 3G/4G 移动通讯网络接入系统，其中车载设备还可以通过卫星网接入到互联网；车载设备或移动单兵设备通过账号或唯一标志登录到音视频服务器互联网地址和端口，进入音视频通讯平台；实现车载端或指挥中心任一端呼叫对方，音视频双向实时交流；在车载端和指挥中心进行音视频双向实时交流过程中，车载端和指挥中心都可以进行本地音视频录像，而指挥中心同时也可以进行远程音视频录像，实现音视频等医疗影像资料的保存；指挥中心可以呼叫移动单兵设备，可以观看移动单兵设备发送来的现场救护实时视频，同时可以进行双向语音交流，了解和沟通患者情况，制定救治方案；其中移动单兵设备通过 SD 存储卡也可以进行本地音视频录像。

8.1.2 功能模块设计

基于前面介绍的需求分析与院前急救流程，基于远程医疗系统的医院急救一体化平台的系统模块包括远程应急调度子系统、远程应急指挥子系统、远程应急救治子系统、任务接受子系统、车载急救子系统、移动 ICU 子系统、急诊前置与公告子系统、专家知识库子系统、科室管理子系统及综合管理子系统，其功能模块设计如图8-2所示。

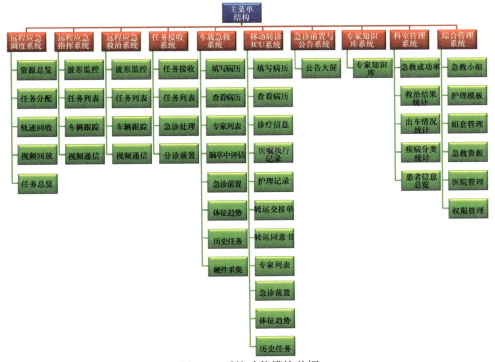

图 8-2　系统功能模块总框

各功能模块的基本功能描述如表 8-1 所示。

表 8-1 模块基本功能表

主菜单	功能定位	功能名称	基本功能
远程应急调度	该系统的主要目的是配合现有的呼叫中心，进行急救任务的新建和对急救资源（人、车）的分配，从而生成自出任务，并且对从转诊系统抓取到的转诊任务进行资源分配，从而生成转诊任务。	资源总览	显示待命急救小组信息，整体了解急救小组状况。显示执行任务中所有处在执行中的急救小组，通过查看病历、波形了解患者状态、管理任务进度
		任务分配	分配记录管理指挥中心新派发的急救任务，包括患者急救信息，派发的急救小组等
		轨迹回收	提供已完成任务列表中的联系人信息，查看急救车在地图中运行的轨迹，展示急救车的运行动态
		视频回放	再现急救医务人员与急救中心或指挥中心沟通协助的现场情景
		任务总览	提供联系人、电话、时间等条件筛选定位急救任务的功能；提供编辑病历、护理记录单、医嘱执行记录和诊疗信息等功能展现急救任务的相关内容
远程应急指挥	以 GIS 地理信息系统为依托，进行急救任务的实时追踪，并提供相应的指导和救治，可以从总体把控整个应急系统的运作情况、车辆的动向、患者实时的生命体征、心电波形，车内车外实时影视频等信息，通过 3G 网络实时展现在该系统中，给远程救治指挥提供全方位、多媒体的全息数据，从而为科学指挥奠定技术基础	波形监控	显示所有正在执行的任务中含有监护仪设备的急救车采集到的患者体征信息
		任务列表	显示所有正在执行的任务信息，包括急救信息、波形、病历、地图、医务人员、急救车和视频通信等，实现指挥中心对急救全局的掌握和部署
		车辆跟踪	地图显示每一个正在执行的任务的急救车坐标，提供实时监控急救车路线和位置的功能
		视频通信	通过视频通信（含单兵设备）实时联系急救车的医生，调派资源协助急救医务人员，了解现场情况
远程应急救治	同上	波形监控	显示所有正在执行任务中含有监护仪设备的急救车采集到的患者体征信息
		任务列表	显示所有正在执行任务信息，包括急救信息、波形、病历、地图、医务人员、急救车和视频通信等，了解急救进度，做好院内救治的工作部署
		车辆跟踪	地图显示每一个正在执行任务的急救车坐标，提供实时监控急救车路线和位置的功能

主菜单	功能定位	功能名称	基本功能
远程应急救治	同上	视频通信	急救中心通过视频通信（含单兵设备）实时联系急救车的医生，及时了解现场情况，并调派资源协助急救医务人员救治患者，同时为后续院内急救工作做好安排
任务接收	该系统用于对外部急救信息进行接收和处理，并进行信息显示和分诊操作	任务接收	接收指挥中心分派的任务，提供打印任务单功能，指定急救小组执行急救任务
		任务列表	显示所有已接收的正在执行中的任务信息
		急诊处理	实现患者检查检验申请单的功能
		分诊前置	根据患者情况对患者进行分诊处理
车载急救	该系统用于通过车载电脑进行患者急救病历的快速录入、病历的快速查看、历史诊疗信息查看、医嘱执行记录、护理记录、转运交接单填写、转运同意书填写、远程会诊申请、急诊前置、实时体征曲线、历史任务查看等功能。做到急救医疗过程的全程数字化。并把急诊科前移至急救车，提前开立检验检查单，节省患者在院内因等待检验检查单开立而耽误的时间。为患者节省宝贵的抢救时间	填写病历	提供车载电子病历编辑功能，根据现场情况，实时动态记录急救信息。包括急救时间、患者信息、医用设备信息采集和诊断与处理等内容
		查看病历	展示患者的电子病历信息
		专家列表	显示在线的指挥中心或急救中心的状态，通过呼叫进行视频通信，达到咨询求助的目的，也可被动接收指挥中心或急救中心的指导，完成困难急救工作
		脑卒中评估	提供时间评估、辛辛那提院前卒中评分（CPSS）和格拉斯哥昏迷评分（GCS）等评分标准
		急诊前置	根据患者现场情况，提前下达检查检验申请单
		体征趋势	根据从监护仪设备采集的信息，自动以图表的形式展现，提供医生体征趋势参考
		历史任务	显示该医生所有的急救任务，并能查看和完善急救任务中的病历、医嘱执行记录和诊疗记录等信息
		硬件采集	实现监护仪、GPS、音视频等设备数据
移动转诊	同上	填写病历	提供车载电子病历编辑功能，根据现场情况实时动态记录急救信息。包括急救时间、患者信息、医用设备信息采集和诊断与处理等内容
		查看病历	提供显示电子病历信息的功能，了解患者病情
		诊疗信息	提供显示诊疗信息的功能，了解患者做过的诊疗活动
		医嘱执行记录	显示已经执行的医嘱信息
		护理记录	提供显示护理记录的功能，了解患者护理活动
		转运交接单	提供移动转诊交接单的功能，实现患者转诊的交接

主菜单	功能定位	功能名称	基本功能
移动转诊	同上	转运同意书	提供转运同意书的功能，取得患者家属的授权
		专家列表	显示在线的指挥中心或急救中心的状态，通过呼叫进行视频通信，达到咨询求助的目的，也可被动接收指挥中心或急救中心的指导，完成困难急救工作
		急诊前置	实现患者检查检验申请单的功能
		体征趋势	根据从监护仪设备采集来的信息，自动以图表的形式展现，向医生提供体征趋势参考
		历史任务	显示该医生所有的急救转诊任务，并能查看和完善急救任务中的病历、医嘱执行记录和诊疗记录等信息
急诊前置公告	该系统主要用于实时地展示每个急救任务的状态、急救任务基本信息、患者的信息、体征数据等，急诊科医生可以实时地掌握外出急救车中患者的情况，以便急诊科提前做好救治危重患者的准备，真正为急危重患者开通院内的绿色通道，为患者保驾护航	急诊前置公告	动态显示所有正在执行的急救任务的急救车状态和患者体征等信息
专家知识库	该系统用于快速收集、查询、管理急救相关的文章、文档、图片、视频等资源，为急救医生提供权威的学习资料	查询条件	提供医院急救治疗的相关知识，可以查询、查看、修改急救知识
		栏目列表	提供医院急救治疗的相关知识，可以查询、查看、修改，同时还能上传新的急救知识
科室管理	该系统主要用于分析统计院前院内收集到的运行数据，并对数据进行图表化的展现。用于科室管理者，医院管理者对整个系统的运行情况进行一个科学的评估，为科学管理、科学决策提供数据支撑	急救成功率	以图表的形式展现急救成功率
		救治结果统计	以图表的形式显示所有急救任务的救治统计结果
		出车情况统计	以图表的形式显示按月统计急救车出车情况
		疾病分类统计	以图表的形式显示所有急救任务的疾病分类的统计结果
		患者信息总览	显示所有急救任务的患者信息，提供信息查询和病历修改功能，实现患者急救信息管理

主菜单	功能定位	功能名称	基本功能
综合管理	该系统用于对整个应急系统管理	急救小组	实现以急救车、医务工作人员设定为一个整体，实现小组工作调度体系
		设备管理	提供查询指定的医用设备功能；提供新增、修改和删除配置医用设备的功能
		车辆管理	提供查询指定急救车的功能；提供新增、修改和删除配置车辆信息
		角色管理	提供新增、删除和修改的命令来管理角色，并分配给角色特定的资源权限
		用户管理	提供新增、删除和修改的命令来管理用户，并赋予用户特定的角色
		组套管理	定义一些特定的症状所必需的检查或检验申请单模板，提供相关配置命令，包括新增、修改、删除和查询等功能，实现组套的管理

8.1.3　主要类图

　　类图（class diagram）就是用图形的方式来表示面对对象编程中的类之间的关系。主要作用是让人直观地了解数据间的抽象关系。有些软件虽然可以直接把程序中的类对应于类图中的类，但是一般情况下，一个好的类图通常和对应程序的类有所不同。理论上讲，应该是先有类图，再写代码，因为类图本来就是作为程序的蓝图来设计的。

　　类图由许多（静态）说明性的模型元素（如类、包和它们之间的关系，这些元素和它们的内容互相关联）组成。类图可以组织在（并且属于）包中，仅显示特定包中的相关内容。

　　类图用于描述系统中所包含的类及它们之间的相互关系，帮助人们简化对系统的理解，它是系统分析和设计阶段的重要产物，也是系统编码和测试的重要模型依据。

　　（1）任务类图（图 8-3）

　　任务类图用于描述院前急救系统急救任务间是如何通过程序来实现相互之间信息关联的。通过任务类图可以了解任务和哪些事件、哪些事物（如救护车、医生、病人、病历、操作人、医院等）关联，能够更好地帮助开发人员理解系统间的类关系。急救小组包括医生、护士、担架工、司机等。一次急救任务会包含几个急救小组，急救任务由患者信息、急救信息、病历信息、药品使用信息等进行关联设计。

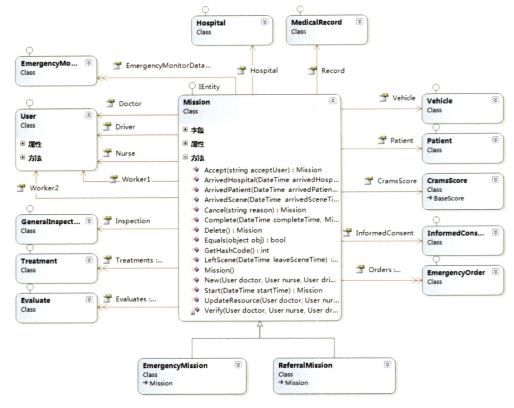

图 8-3　任务相关类图

（2）权限类图（图 8-4）

权限类图用于描述院前急救系统权限配置类的关系与实现。通过类图可以了解用户赋予的权限，具体的权限又通过权限源来进行配置。按照用户的角色建立角色类图，每个角色控制不同类别的资源，一个用户可以有几个角色，那么不同用户就会产生对资源控制的不同权限，例如，指挥专家可以查看急救车的病历与波形，调度员可以分配任务与出车小组。

（3）知识库类图（图 8-5）

知识库类图用于描述院前急救系统知识库类的关系与实现。通过类图可以了解文章归属于某个目录，文章又由附件、标签等子类组成。首先建立知识库的目录，每级目录下有相关疾病知识库的分类，分类下由文章和附件类图共同组成知识库类图。

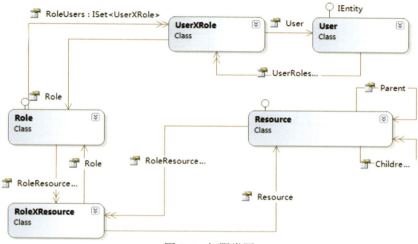

图 8-4　权限类图

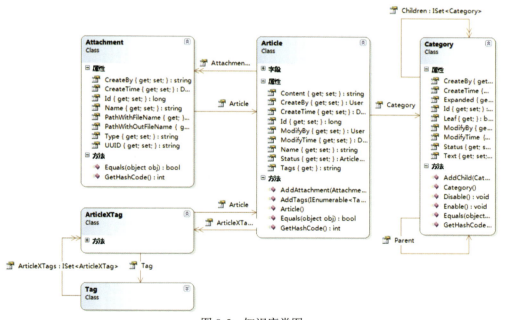

图 8-5　知识库类图

（4）视频类图（图 8-6）

视频类图用于描述院前急救系统视频通讯的关系与实现，可以了解视频子类的组成。

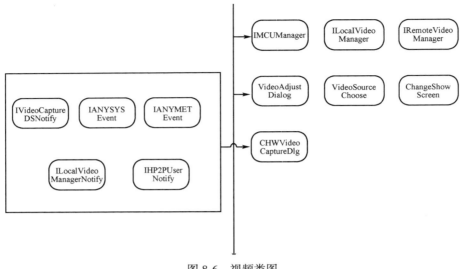

图 8-6　视频类图

8.1.4　主要时序图

时序图（sequence diagram）亦称序列图或循序图，是一种 UML 行为图。它通过描述对象之间发送消息的时间顺序显示多个对象之间的动态协作，可以表示用例的行为顺序。当执行一个用例行为时，时序图中的每条消息对应一个类操作或状态机中引起转换的触发事件。

时序图主要用于按照交互发生的顺序，显示对象之间的交互，与类图非常相似。开发者一般认为序列图只对他们有意义。在项目的需求阶段，分析师能通过提供一个更加正式层次的表达，把用例带入下一层次，这时用例常常被细化为一个或者更多的序列图。

时序图的主要用途之一就是把用例表达的需求转化为进一步、更加正式层次的精细表达。用例常常被细化为一个或者更多的序列图。序列图除了在设计新系统方面的用途外，还能用来记录一个存在系统（称为"遗产"）的对象如何交互。当把这个系统移交给另一个人或组织时，这个文档非常有用。

（1）任务时序图（8-7）

任务时序图用于描述新建任务时系统会触发哪些对象和实例。本系统新建任务会由 MissionController 触发，然后调用任务服务类，并验证当前用户是否具有新建任务权限，通过 NHibernate 持久化数据，最终完成新建任务。

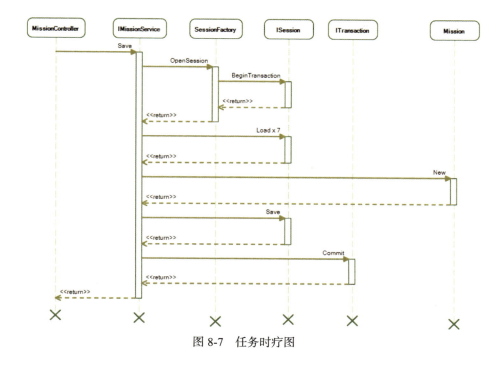

图 8-7　任务时疗图

（2）接口时序图（图 8-8）

接口时序图用于描述系统调用接口时的触发时序。本系统通过创建定时器，定时进行任务数据同步，如果数据未同步，就进行保存操作，反之进行返回操作（return）。

（3）双向转诊时序图（图 8-9）

双向转诊接口时序图用于描述系统转诊接口时的触发时序。本系统通过主动推送（WebSocket）技术，将信息推送至相关系统，如果数据未推送，就进行保存操作，反之进行返回操作（return）。

（4）波形时序图（图 8-10）

本系统波形图例的实现是通过推送（WebSocket）技术，将信息提交至EcgHandler（控制器），由波形网关服务器进行画图操作。在浏览器输入波形请求数据之后，WebScoket 服务器将请求发送给控制器，控制器把信号交给波形网关服务器，服务器最终将结果返回给控制器，控制器将波形结果返回给 Web-Scoket 服务器，最终返回给浏览器，供相关人员观看。

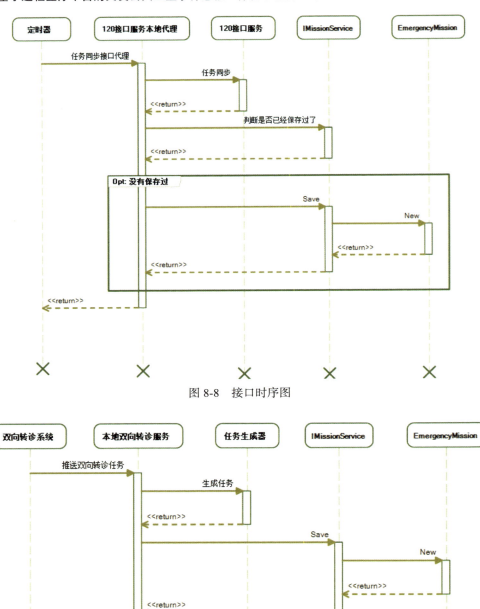

图 8-8 接口时序图

图 8-9 双向转诊时序图

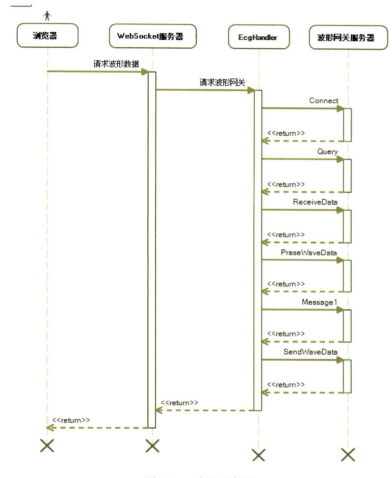

图 8-10　波形时序图

（5）视频时序图（图 8-11）

图 8-11 为本系统视频通讯工作图例，系统可实现指挥端、车载端、急诊端的双向互通操作。指挥端、车载端和急诊端均可以发起呼叫，当其中的任何一方接收呼叫后均可以建立音视频交互，对端不接受则呼叫结束。

8.1.5　数据库设计

数据库是以一定的组织方式存储在一起的数据集合，数据的存储方式独立于应用程序之外。数据库设计是系统开发的基础，系统的绝大部分操作和处理都是建立在数据库基础之上的，因此设计合理的数据库结构是系统开发成功的关键。

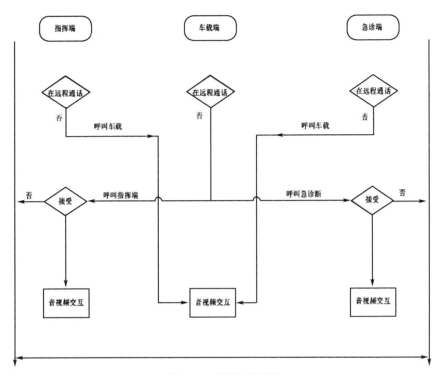

图 8-11　视频时序图

"实体 - 联系图"简称 ER 图，是数据库设计的模型视图，是最著名的图示化描述方法，能够帮助相关开发人员及其他人员更好地了解系统的数据库关系和数据结构。

下列各个 ER 视图用图形表示是为实现相关功能模块，该模块会涉及数据库中的某些表，例如，某急救任务会访问到数据库中的相关患者信息表（PHEP_PATIENTS）、操作用户表（PHEP_USERS）、医院信息表（PHEP_HOSPITALS）、急救车信息表（PHEP_VEHICLES）等。

（1）检查 ER 图（图 8-12）

检查 ER 图分为检查项目大类、检查项目、检查部位等数据结构，通过建立检查 ER 图让使用者快速了解所涉及业务，下达一个检查申请，首先选取要做的检查部位，如头颅 CT，选取头颅部位；选择检查类型，CT 或者 PET 等其他检查类型。然后选择检查方式，平扫还是增强。在设计数据 ER 图时，为符合操作流程与习惯，建立如图 8-12 所示的 ER 图关系模型。

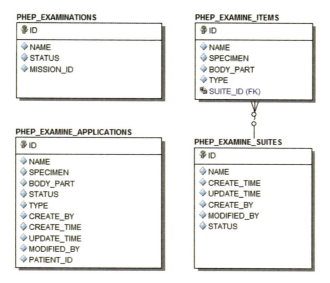

图 8-12　检查 ER 图

（2）角色 ER 图（图 8-13）

用户与角色是一对关联的关系，一个用户可能对应几个角色，同时一个角色也可能会有多个用户，例如，用户 X 是指挥中心的一名远程指挥专家，在出车阶段他就转换为一名车载医生。角色的转换需要我们在设计 ER 图时要有中间的角色转换表 PHEP_ROLES_TO_USERS。

（3）急救任务 ER 图（图 8-14）

急救任务的 ER 图需要表达一次急救任务中医护人员、患者、医院、急救车辆、急救任务的关联性。在初始化系统时，医护人员、医院、急救车辆是毫不相干的单一元素；当出现急救任务时，接线员会根据实际的地理位置与患者情况对任务进行分配，将原本没有特向连接的因素进行关联，以任务的方式将患者信息、医护人员信息、车辆信息、医院信息进行录入，形成急救任务，设计的 ER 图以任务表为中心，建

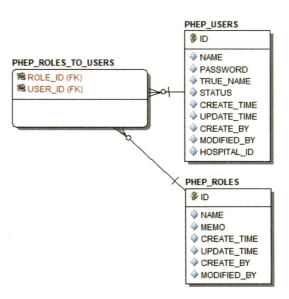

图 8-13　角色 ER 图

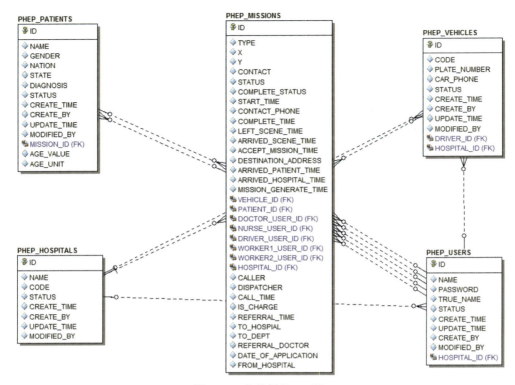

图 8-14　急救任务 ER 图

立与各个数据元的关联。

（4）资源 ER 图（图 8-15）

系统资源包含急救小组的车牌号、司机姓名、手机号、医护姓名、担架工姓

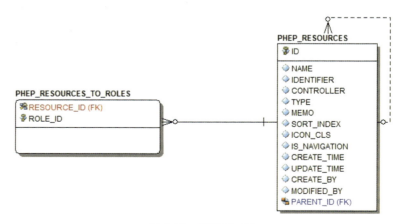

图 8-15　资源 ER 图

名、目前空闲的急救小组等。同用户与角色、角色与资源方面也是多对多的关系，一个角色可以掌握多个资源，一个资源也要分配给多个角色、需要 PHEP_RESOURCES_TO_ROLES 对两者进行关联，制定资源 ER 图。

8.1.6　关系模式

关系实际上就是关系模式在某一时刻的状态或内容。也就是说，关系模式是型，关系是它的值。关系模式是静态的、稳定的，而关系是动态的、随时间不断变化的，这是因为关系操作在不断地更新着数据库中的数据。但在实际中，常常把关系模式和关系统称为关系，关系模式就是为了让开发人员和数据库设计人员从数据库上更好地了解数据之间的关系。

图 8-16 为本系统所有数据表之间的关系模型，例如，任务由救护车、医院、操作人员、患者等信息组成，那么相关字表和任务表就存在主外键关系。

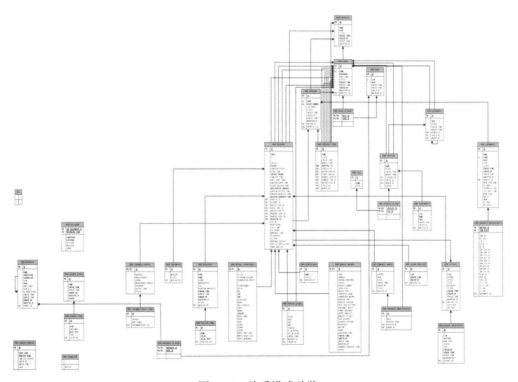

图 8-16　关系模式总览

8.2 系统实现

8.2.1 任务相关

以下为任务的实体类，包含任务需要的相关数据组成，以及相关状态的判断。

（1）新任务登记

调度人员可根据具体急救任务自由组合现有的急救资源，急救资源包括车辆、人员。在接入急救任务信息、资源调度分配后，自动生成急救任务通知单；急救任务通知单包括任务编号、患者主诉、任务地点、联系电话、主要任务（现场急救、转诊）。

（2）资源总览

可通过该系统填写急救车出车登记、急救车跟踪。通过车辆 GPS 记录追踪每一辆救护车的位置及行车路线，结合地图信息优化车辆调度。

```csharp
using System;
using System.Linq;
using System.Text;
using iMedical.Service.Entities;
using Iesi.Collections.Generic;
using NHibernate.Validator.Constraints;
using Phep.Models.Enums;
using Newtonsoft.Json;
using NHibernate;
using Phep.Models.Exceptions;
namespace Phep.Models
{
/// <summary>
/// 自出任务
/// </summary>
 [Serializable]
public class Mission ： IEntity
   {
public Mission（）
```

```
    {
        Type = MissionType. 自出任务 ;
        Orders = new HashedSet<EmergencyOrder>（ ）;
        Evaluates = new HashedSet<Evaluate>（ ）;
        Treatments = new HashedSet<Treatment>（ ）;
        EmergencyMonitorDatas = new HashedSet<EmergencyMonitorData>（ ）;
    }

virtual public long Id { get; set; }
    /// <summary>
    /// 现场目的地
    /// </summary>
    [NotNullNotEmpty]
    [Length（2，512）]
virtual public string DestinationAddress { get; set; }
    /// <summary>
    /// 联系电话
    /// </summary>
    [NotNullNotEmpty]
    [Length（6，20）]
virtual public string ContactPhone { get; set; }
    /// <summary>
    /// 联系人
    /// </summary>
    [Length（2，128）]
virtual public string Contact { get; set; }
    /// <summary>
    /// GPS X 坐标
    /// </summary>
virtual public decimal? X { get; set; }
    /// <summary>
    /// GPS Y 坐标
    /// </summary>
virtual public decimal? Y { get; set; }
    /// <summary>
```

/// 任务生成时间

/// </summary>

[NotNull]

virtual public DateTime? MissionGenerateTime { get; set; }

/// <summary>

/// 接受任务的时间

/// </summary>

virtual public DateTime? AcceptMissionTime { get; set; }

/// <summary>

/// 任务取消时间

/// </summary>

virtual public DateTime? CancelTime { get; set; }

/// <summary>

/// 任务取消原因

/// </summary>

virtual public string CancelReason { get; set; }

/// <summary>

/// 车辆出动时间

/// </summary>

virtual public DateTime? StartTime { get; set; }

/// <summary>

/// 车辆到达现场时间

/// </summary>

virtual public DateTime? ArrivedSceneTime { get; set; }

/// <summary>

/// 车辆到达患者身边时间

/// </summary>

virtual public DateTime? ArrivedPatientTime { get; set; }

/// <summary>

/// 车辆离开现场时间

/// </summary>

virtual public DateTime? LeftSceneTime { get; set; }

/// <summary>

/// 到达医院的时间

/// </summary>

```
virtual public DateTime? ArrivedHospitalTime { get; set; }
    /// <summary>
    /// 任务完成时间
    /// </summary>
virtual public DateTime? CompleteTime { get; set; }
    /// <summary>
    /// 任务状态
    /// 状态（新建，删除，等待出车，出车途中，现场急救，回院途中，
完成急救，任务取消，待完善）
    /// </summary>
    [NotNull]
virtual public MissionStatus Status { get; set; }
    /// <summary>
    /// 任务类型
    /// </summary>
virtual public MissionType Type { get; set; }
    /// <summary>
    /// 任务完成状态
    /// 未完成，送往医院，拒绝送院，无人接车，院前死亡，送往他院
    /// </summary>
virtual public MissionCompleteStatus CompleteStatus { get; set; }
    /// <summary>
    /// 处理该急救任务的医院
    /// </summary>
    [NotNull]
virtual public Hospital Hospital { get; set; }

public virtual long? HospitalId
    {
get
        {
if （Hospital == null）
return null;
return Hospital.Id;
        }
```

```
set
        {
if（value == null ||！ value.HasValue）
return;
if（Hospital == null）
            Hospital = new Hospital（）;
        Hospital.Id = value.Value;
        }
    }
    /// <summary>
    /// 执行任务车辆
    /// </summary>
virtual public Vehicle Vehicle { get; set; }
    /// <summary>
    /// 此次急救任务的医生
    /// </summary>
virtual public User Doctor { get; set; }
    /// <summary>
    /// 此次急救任务的护士
    /// </summary>
virtual public User Nurse { get; set; }
    /// <summary>
    /// 此次急救任务的担架工
    /// </summary>
virtual public User Worker1 { get; set; }
    /// <summary>
    /// 此次急救任务的担架工
    /// </summary>
virtual public User Worker2 { get; set; }
    /// <summary>
    /// 此次急救任务的司机
    /// </summary>
virtual public User Driver { get; set; }
    /// <summary>
    /// 任务类型
```

```
/// </summary>
//virtual public MissionType Type { get; set; }
/// <summary>
/// 此次急救任务所携带的设备
/// </summary>
///public ISet<Equipment> Equipments { get; set; }
virtual public bool IsCompleted
    {
get
        {
return （CompleteStatus ！ = MissionCompleteStatus. 未完成）;
        }
    }
/// <summary>
/// 患者
/// </summary>
```

8.2.2　病历信息

记录患者在院前的生命体征、医嘱信息、护理措施。记录院前急救过程中进行的诊疗措施，为下一步院前院内交接提供电子化支持。实时显示急救患者的生命体征波形，作为院内人员音视频救治、准备急救资源的依据。

```
virtual public Patient Patient { get; set; }
    /// <summary>
    /// 急救医嘱列表
    /// </summary>
            virtual public ISet<EmergencyOrder> Orders { get; protected set; }
    /// <summary>
    /// 病历信息
    /// </summary>
virtual public MedicalRecord Record { get; set; }
    /// <summary>
    /// 做过的评估
    /// </summary>
    [JsonIgnore]
```

```
            virtual public ISet<Evaluate> Evaluates { get; protected set; }
        /// <summary>
        /// 通用检查
        /// </summary>
    virtual public GeneralInspection Inspection { get; set; }
        /// <summary>
        /// 治疗措施
        /// </summary>
                virtual public ISet<Treatment> Treatments { get; protected set; }
        /// <summary>
        /// 知情同意
        /// </summary>
    virtual public InformedConsent InformedConsent { get; set; }
        CramsScore cramsScore;
        /// <summary>
        /// CRAMS 评分
        /// </summary>
    virtual public CramsScore CramsScore
        {
    get
            {
    if（！ NHibernateUtil.IsInitialized（Evaluates））
    return null;
    if（Evaluates == null || Evaluates.IsEmpty）
    return null;
    if（cramsScore == null）
                {
    var item = Evaluates.FirstOrDefault（m => m.Name == CramsScore.SCORE_
NAME）;
        if（item ！ = null）
    cramsScore = new CramsScore（item）;
                }
        return cramsScore;
            }
        }
```

```csharp
        GCSScore gcsScore;
        /// <summary>
        /// GCS 评分
        /// </summary>
    virtual public GCSScore GcsScore
        {
    get
            {
    if（！ NHibernateUtil.IsInitialized（Evaluates））
    return null;
    if（Evaluates == null || Evaluates.IsEmpty）
    return null;
    if（gcsScore == null）
            {
    var item = Evaluates.FirstOrDefault（m => m.Name == GCSScore.SCORE_
NAME）;
    if（item！ = null）
    gcsScore = new GCSScore（item）;
            }
    return gcsScore;
            }
        }
        /// <summary>
        /// 急救监护仪数据
        /// </summary>
            virtual public ISet<EmergencyMonitorData> EmergencyMonitorDa-
tas { get; protected set; }
            /// <summary>
            /// 新建任务，分配人和车
            /// </summary>
            /// <param name=" doctor " ></param>
            /// <param name=" nurse " ></param>
            /// <param name=" driver " ></param>
            /// <param name=" worker1 " ></param>
            /// <param name=" worker2 " ></param>
```

```
        /// <param name=" vehicle " ></param>
        /// <param name=" hospital " ></param>
        /// <returns></returns>
virtual public Mission New（User doctor，User nurse，User driver，User
worker1，User worker2，Vehicle vehicle，Hospital hospital）
        {
                        Verify（doctor，nurse，driver，worker1，worker2）；

            this.MissionGenerateTime = DateTime.Now;
            this.CompleteStatus = MissionCompleteStatus. 未完成；
            this.Status = MissionStatus. 新建；
            this.StartTime = DateTime.Now;
            doctor.Status = UserStatus. 任务中；
            this.Doctor = doctor;
            nurse.Status = UserStatus. 任务中；
            this.Nurse = nurse;
            driver.Status = UserStatus. 任务中；
            this.Driver = driver;
            worker1.Status = UserStatus. 任务中；
            this.Worker1 = worker1;
            worker2.Status = UserStatus. 任务中；
            this.Worker2 = worker2;
            vehicle.Status = VehicleStatus. 收到命令；
            this.Vehicle = vehicle;
            this.Hospital = hospital;
    return this;
        }
            static void Verify（User doctor，User nurse，User driver，User
worker1，User worker2）
            {
                    string exceptionMsg = string.Empty;
                    if （doctor.Status ！ = UserStatus. 待命）
                    {
                        exceptionMsg += string.Format（" 医生 {0} 的当前
状态为 {1}，故无法调度。\n"，doctor.TrueName，doctor.Status）；
```

```
                }
                if（nurse.Status！ = UserStatus. 待命）
                {
                        exceptionMsg += string.Format（" 护士 {0} 的当前
状态为 {1}，故无法调度。\n"，nurse.TrueName，nurse.Status）；
                }
                if（driver.Status！ = UserStatus. 待命）
                {
                        exceptionMsg += string.Format（" 司机 {0} 的当前
状态为 {1}，故无法调度。\n"，driver.TrueName，driver.Status）；
                }
                if（worker1.Status！ = UserStatus. 待命）
                {
                        exceptionMsg += string.Format（" 担架工 {0} 的当
前状态为 {1}，故无法调度。\n"，worker1.TrueName，worker1.Status）；
                }
                if（worker2.Status！ = UserStatus. 待命）
                {
                        exceptionMsg += string.Format（" 担架工 {0} 的当
前状态为 {1}，故无法调度。\n"，worker2.TrueName，worker2.Status）；
                }
                if（exceptionMsg == string.Empty）
                        return；
                throw new BusinessException（exceptionMsg）；
        }
                /// <summary>
        /// 资源分配更新相应状态
        /// </summary>
        /// <param name=" doctor " ></param>
        /// <param name=" nurse " ></param>
        /// <param name=" driver " ></param>
        /// <param name=" worker1 " ></param>
        /// <param name=" worker2 " ></param>
        /// <param name=" vehicle " ></param>
        /// <param name=" hospital " ></param>
```

```
        /// <returns></returns>
virtual public Mission UpdateResource（User doctor，User nurse，User driver，
User worker1，User worker2，Vehicle vehicle，Hospital hospital）
        {
            this.Status = MissionStatus. 新建 ;
            this.StartTime = DateTime.Now;
            doctor.Status = UserStatus. 任务中 ;
            this.Doctor = doctor;
            nurse.Status = UserStatus. 任务中 ;
            this.Nurse = nurse;
            driver.Status = UserStatus. 任务中 ;
            this.Driver = driver;
            worker1.Status = UserStatus. 任务中 ;
            this.Worker1 = worker1;
            worker2.Status = UserStatus. 任务中 ;
            this.Worker2 = worker2;
            vehicle.Status = VehicleStatus. 收到命令 ;
            this.Vehicle = vehicle;
            this.Hospital = hospital;
    return this;
        }
            /// <summary>
            /// 接受任务
            /// </summary>
            /// <param name=" acceptUser " ></param>
            /// <returns></returns>
            virtual public Mission Accept（string acceptUser）
            {
                    if （this.Status == MissionStatus. 新建）
                    {
                            var acceptTime = DateTime.Now;
                            this.AcceptMissionTime = acceptTime;
                            this.Status = MissionStatus. 等待出车 ;
                            this.Patient = new Patient（this，acceptTime，
acceptUser）;
```

```
                                this.Record = new MedicalRecord ( this,
acceptTime, acceptUser );
                                this.Inspection = new GeneralInspection (  )
                                {
                                        Mission = this,
                                };
                                this.InformedConsent = new InformedConsent
                                {
                                        Mission = this
                                };
                                CramsScore score = new CramsScore (  );
                                score.Breathing = " 无 ";
                                score.ChestAbdomen = " 无 ";
                                score.Circulatory = " 无 ";
                                score.Language = " 无 ";
                                score.Movement = " 无 ";
                                score.CreateBy = acceptUser;
                                score.CreateTime = acceptTime;
                                score.SetMission ( this );
                        }
                        return this;
                }
                /// <summary>
                /// 出车
                /// </summary>
                /// <returns></returns>
                virtual public Mission Start ( DateTime startTime )
                {
                        if ( this.Status == MissionStatus. 等待出车 )
                        {
                                this.Status = MissionStatus. 赶往现场 ;
                                this.Vehicle.Status = VehicleStatus. 赶往现场 ;
                        }
                        this.StartTime = startTime;
                        return this;
```

```
        }
        /// <summary>
        /// 到达现场
        /// </summary>
        /// <param name=" arrivedSceneTime" ></param>
        /// <returns></returns>
        virtual public Mission ArrivedScene（DateTime arrivedSceneTime）
        {
                if（this.Status == MissionStatus. 赶往现场）
                {
                        this.Status = MissionStatus. 到达现场 ;
                        this.Vehicle.Status = VehicleStatus. 到达现场 ;
                }
                this.ArrivedSceneTime = arrivedSceneTime;
                return this;
        }
        /// <summary>
        /// 到达患者身边
        /// </summary>
        /// <param name=" arrivedPatientTime" ></param>
        /// <returns></returns>
        virtual public Mission ArrivedPatient（DateTime arrivedPatient-
Time）
        {
                if（this.Status == MissionStatus. 到达现场）
                {
                        this.Status = MissionStatus. 现场救治 ;
                        this.Vehicle.Status = VehicleStatus. 现场救治 ;
                }
                this.ArrivedPatientTime = arrivedPatientTime;
                return this;
        }
        /// <summary>
```

/// 离开现场

/// </summary>

/// <param name=" leaveSceneTime" ></param>

///

virtual public Mission LeftScene（DateTime leaveSceneTime）

```
        {
                if（this.Status == MissionStatus. 现场救治）
                {
                        this.Status = MissionStatus. 回院途中；
                        this.Vehicle.Status = VehicleStatus. 回院途中；
                }
                this.LeftSceneTime = leaveSceneTime;
                return this;
        }
```

/// <summary>

/// 到达医院

/// </summary>

/// <param name=" arrivedHospitalTime " ></param>

///

virtual public Mission ArrivedHospital（DateTime arrivedHospital-Time）

```
        {
                if（this.Status == MissionStatus. 回院途中）
                {
                        this.Status = MissionStatus. 到达医院；
                        this.Vehicle.Status = VehicleStatus. 到达医院；
                }
                this.ArrivedHospitalTime = arrivedHospitalTime;
                return this;
        }
```

/// <summary>

/// 完成急救

```
/// </summary>
/// <param name=" completeTime " ></param>
/// <param name=" completeStatus " ></param>
/// <returns></returns>
virtual public Mission Complete（DateTime completeTime，
MissionCompleteStatus completeStatus）
    {
            //if（this.Status == MissionStatus. 到达医院）
            //{
            this.Status = MissionStatus. 完成急救；
            this.Vehicle.Status = VehicleStatus. 院内待命；
    this.CompleteStatus = completeStatus;
            this.Doctor.Status = UserStatus. 待命；
            this.Nurse.Status = UserStatus. 待命；
            this.Driver.Status = UserStatus. 待命；
            this.Worker1.Status = UserStatus. 待命；
            this.Worker2.Status = UserStatus. 待命；
            //}
            this.CompleteTime = completeTime;
            return this;
    }
/// <summary>
/// 删除任务
/// </summary>
/// <returns></returns>
virtual public Mission Delete（）
    {
            // 把任务标记为删除
            this.Status = MissionStatus. 删除；
            // 患者标记为删除
            if（Patient ！ = null）
                    this.Patient.Delete（）；
            // 病历标记为删除
            if（Record ！ = null）
                    this.Record.Status = StatusEnum. 删除；
```

```
        // 知情同意标记为删除
        if （InformedConsent！ = null）
                this.InformedConsent.Status = StatusEnum. 删除；
        // 通用检查标记删除
        if （Inspection！ = null）
                this.Inspection.Status = StatusEnum. 删除；
        // 把所有评估评分标记为删除
        foreach （var eval in this.Evaluates）
        {
                eval.Status = StatusEnum. 删除；
        }
        // 把医嘱标记为删除
        foreach （var order in this.Orders）
        {
                order.Status = StatusEnum. 删除；
        }
        // 把治疗措施标记为删除
        foreach （var trea in this.Treatments）
        {
                trea.Status = StatusEnum. 删除；
        }
        // 恢复所有人员状态至待命
        this.Doctor.Status = UserStatus. 待命；
        this.Driver.Status = UserStatus. 待命；
        this.Nurse.Status = UserStatus. 待命；
        this.Worker1.Status = UserStatus. 待命；
        this.Worker2.Status = UserStatus. 待命；
        // 恢复车辆状态至待命
        this.Vehicle.Status = VehicleStatus. 院内待命；
        return this;
}
/// <summary>
/// 取消任务，
/// 只有在新建和赶往现场的状态下才可取消
/// </summary>
```

```
/// <param name=" reason " ></param>
/// <returns></returns>
virtual public Mission Cancel（string reason）
{
        if（this.Status ！ = MissionStatus. 新建 &&
                this.Status ！ = MissionStatus. 赶往现场）
        {
                throw new BusinessException（" 只有在新建和赶
往现场的状态下才可取消任务 "）;
        }

        this.CancelReason = reason;
        this.CancelTime = DateTime.Now;
        // 把任务标记为删除
        this.Status = MissionStatus. 任务取消 ;
        // 患者标记为删除
        if（Patient ！ = null）
                this.Patient.Delete（ ）;
        // 病历标记为删除
        if（Record ！ = null）
                this.Record.Status = StatusEnum. 删除 ;
        // 知情同意标记为删除
        if（InformedConsent ！ = null）
                this.InformedConsent.Status = StatusEnum. 删除 ;
        // 通用检查标记删除
        if（Inspection ！ = null）
                this.Inspection.Status = StatusEnum. 删除 ;
        // 把所有评估评分标记为删除
        foreach（var eval in this.Evaluates）
        {
                eval.Status = StatusEnum. 删除 ;
        }
        // 把医嘱标记为删除
        foreach（var order in this.Orders）
```

```
            {
                order.Status = StatusEnum. 删除；
            }
            // 把治疗措施标记为删除
            foreach （var trea in this.Treatments）
            {
                trea.Status = StatusEnum. 删除；
            }
            // 恢复所有人员状态至待命
            this.Doctor.Status = UserStatus. 待命；
            this.Driver.Status = UserStatus. 待命；
            this.Nurse.Status = UserStatus. 待命；
            this.Worker1.Status = UserStatus. 待命；
            this.Worker2.Status = UserStatus. 待命；
            // 恢复车辆状态至待命
            this.Vehicle.Status = VehicleStatus. 院内待命；
            return this;
        }
public override bool Equals （object obj）
    {
if （ReferenceEquals （obj， null））
return false;
if （ReferenceEquals （obj， this））
return true;
if （！ obj.GetType （）.BasedType （this.GetType （）））
return false;
return （Id == （（Mission）obj）.Id）；
    }
public override int GetHashCode （）
    {
int result = 17;
result += result * 31 + Id.GetHashCode （）；
return result;
```

```
            }
        }
    }
```

8.2.3　WebSocket 服务器

以下为 WebSocket[WebSocket protocol 是 HTML5 一种新的协议，它实现了浏览器与服务器全双工通信（full duplex）]，服务的实现代码如下：

```
using System;
using System.ComponentModel.Composition.Hosting;
using System.IO;
using log4net.Config;
using Newtonsoft.Json;
using Newtonsoft.Json.Linq;
using Phep.WebServices.Handler;
using SuperSocket.SocketBase;
using SuperWebSocket;
using System.Threading.Tasks;
namespace Phep.WebServices
{   public class PhepWebSocketServer : WebSocketServer<PhepWebSocketSession>
    {
        #region 构造函数
public PhepWebSocketServer（ ）
        {
            XmlConfigurator.ConfigureAndWatch（new FileInfo（AppDomain.CurrentDomain.BaseDirectory + " SuperSocket.SocketService.exe.config "））；
            this.NewSessionConnected += new SessionHandler<PhepWebSocketSession>（PhepWebSocketServer_NewSessionConnected）；
            this.NewMessageReceived += new SessionHandler<PhepWebSocketSession, string>（PhepWebSocketServer_NewMessageReceived）；
            this.SessionClosed += new SessionHandler<PhepWebSocketSession, CloseReason>（PhepWebSocketServer_SessionClosed）；
        }
```

#endregion
#region WebSocketServer 成员
void PhepWebSocketServer_NewSessionConnected（PhepWebSocketSession session）
{
}
void PhepWebSocketServer_NewMessageReceived（PhepWebSocketSession session，string msg）
{
JObject jObj = JsonConvert.DeserializeObject（msg）as JObject;
AbstractHandler _handlerInstance = CreateHandlerInstance（session, jObj）;

object param = this.CreateHandlerParam（_handlerInstance，jObj）;
Task.Factory.StartNew（（）=>
{
try
{
_handlerInstance.SpecialProcess（param）;
}
catch（Exception ex）
{
this.Logger.Error（ex）;
}
}）;
}

private AbstractHandler CreateHandlerInstance（PhepWebSocketSession session，JObject jObj）
{
string handlerName = jObj.Value<string>（"Handler"）.ToLower（）;
AbstractHandler _handlerInstance = null;
if（session.Items.ContainsKey（handlerName））
_handlerInstance = session.Items[handlerName] as AbstractHandler;

if（_handlerInstance == null）

```
        {
            CompositionContainer container = new CompositionContainer（new
AssemblyCatalog（typeof（PhepWebSocketServer）.Assembly））；

            _handlerInstance = container.GetExportedValue<AbstractHandler>
（handlerName）；
            _handlerInstance.Session = session;
            _handlerInstance.Logger = this.Logger;

    session.Items[handlerName] = _handlerInstance;
        }
    return _handlerInstance;
        }

    private object CreateHandlerParam（AbstractHandler handlerInstance，JObject
jObj）
        {
            Type paramType = handlerInstance.GetType（）.GetMethod（"Process"）.
GetParameters（）[0].ParameterType;
    return JsonConvert.DeserializeObject( jObj.Value<object>（"Data"）.ToString（），
paramType）；
        }


    void PhepWebSocketServer_SessionClosed（PhepWebSocketSession session，
CloseReason reason）
        {
    if（reason == CloseReason.ServerShutdown）
    return;

    foreach（var item in session.Items）
        {
            AbstractHandler handlerInstance = item.Value as AbstractHandler;

    if（handlerInstance == null）
```

```
continue;

handlerInstance.SpecialClose（）；
        }
    }

    #endregion
  }
}
```

第9章

河南省突发公共卫生事件数字化指挥与救治平台子系统界面实现

9.1 急诊调度中心

基于远程医疗系统的突发公共卫生事件医院急救系统在急诊调度中心的功能实现主要通过两种方式：方式一，通过与现有急救调度系统接口取得急救任务基本信息，包括任务编号、任务地点、呼救号码、现场基本情况（针对120任务）；方式二，在接到求助电话后，在系统内部建立急救任务。

9.1.1 任务登记与分配（图9-1）

调度人员在接到报警后，快速记录报警人员的联系方式、地理位置及患者的姓名、性别、主诉、病情等级等患者的基本信息，并针对患者病情为其选择合适的急救小组，真正实现急救资源的最大化利用。

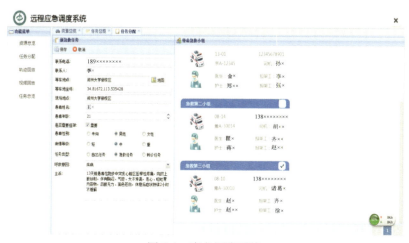

图 9-1 应急调度系统

分配好资源后系统自动生成急救任务通知单（图 9-2）。通过任务通知单上记录的相关信息，急救医护人员可快速了解患者的主诉、地理位置、联系方式等信息，根据地理位置可快速定位患者位置，节省路程和时间，并根据患者主诉，准备相关医疗设备，为快速救治患者做准备。

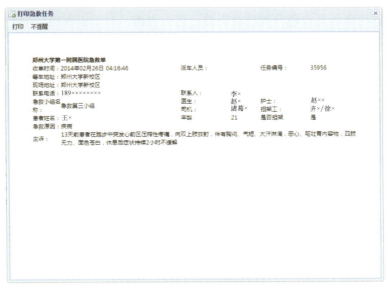

图 9-2　打印急救任务

9.1.2　任务接收（图 9-3）

任务分配成功后，系统会将任务信息派发给分诊医务人员，分诊人员登录任务接收页面之后，系统会弹出派发的新任务，并语音报警提示。

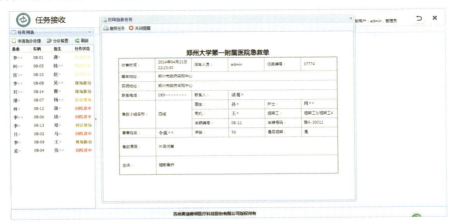

图 9-3　任务接收

9.1.3　资源总览（图 9-4）

调度人员需要实时查看目前所能监控的急救资源所处的状态。一方面，调度员可查看待命小组的基本状况，了解目前急救资源的数量及各个急救小组的人员状况，根据待命状态合理分配急救资源；另一方面，对于正在执行中的任务，调度人员可查看目前急救任务的执行状态，实时跟踪急救车位置，查看患者病历，了解患者目前生命体征的波形图。如果有特殊情况，调度人员可选择取消任务，及时地终止任务，最大化利用急救资源。

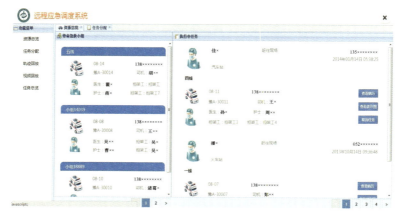

图 9-4　资源总览

9.1.4　轨迹回放（图 9-5）

系统为每一辆急救车配备 GPS 跟踪模块，可实时记录执行任务的急救车辆

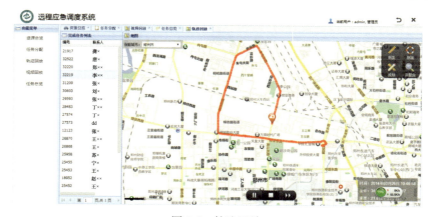

图 9-5　轨迹回放

的行驶轨迹，不仅在执行任务的过程中可实时查看急救车目前所处的地理位置，系统在任务执行结束之后还可对行车路线保存和回放。当需要查看行车轨迹时，找到相应的任务，便可查看已完成任务的行车轨迹，为指挥调度作数据依据。

9.2 急救车救护

9.2.1 车载集成（图 9-6）

急救车集成 3G/4G 网络、音视频终端、摄像机、麦克风、医疗设备、显示器等，使急救车成为信息服务的载体，完成自动采集患者生命体征、记录患者车内诊疗信息、填写患者病历、申请院内急救资源、申请远程应急指导等一系列工作。

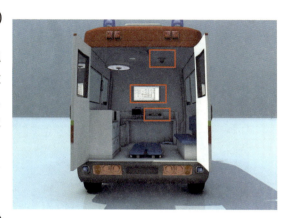

图 9-6　车载系统

9.2.2 病史获取（图 9-7）

为了快速获取患者信息，系统集成区域健康档案读卡器，通过读取居民健康卡信息，系统可快速录入患者相关信息，除了基本身份信息外，还有用药史、病史、过敏史等患者医疗信息，通过快速读取患者健康卡可为患者病情评估、救治措施等提供准确的数据支持。没有健康卡的情况下，也可通过身份证快速读取患者身份信息，节省急救人员信息录入的时间。

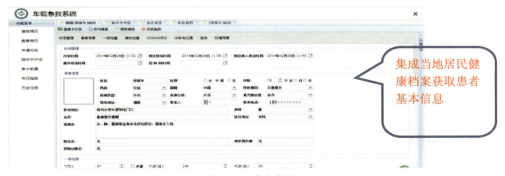

图 9-7　病史获取

9.2.3　波形监控（图 9-8）

显示所有参与事件救治的车辆波形信息，设定需要报警的体征项目与报警阈值，当系统获取到超出报警阈值的体征时，自动进行警示。

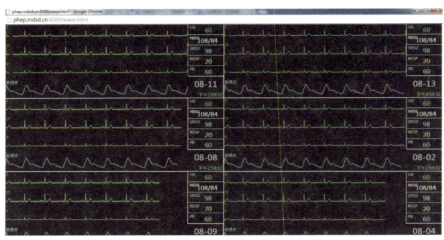

图 9-8　波形监控

9.2.4　音视频信息（图 9-9）

对于其他医院转运到本院或者比较严重的患者，可以进行音频、视频交流，远程指导车上年资比较轻的医务人员，需提前采取有效救治方案，为患者赢得宝贵的时间。

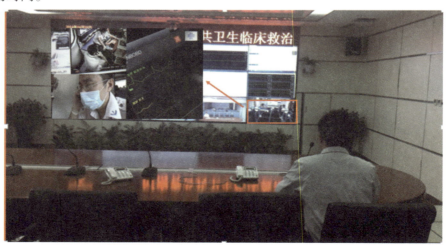

图 9-9　音视频信息

9.2.5　GPS 定位（图 9-10）

可通过该系统填写急救车出车登记、急救车跟踪。通过车辆 GPS 记录，追踪每一辆救护车的位置及行车路线，结合地图信息，优化车辆调度。GPS 定位系统还可以大致计算到达医院时间，提前做好接诊准备，启动救治流程。

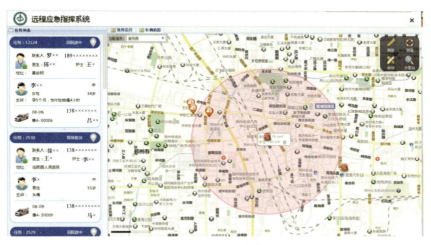

图 9-10　GPS 定位

9.2.6　脑卒中评估（图 9-11）

根据各种评分标准，自动提取医院已有的信息或者院前急救信息，对患者进行危险分级评估，对急性脑梗患者进行快速而准确地诊断、危险评估，并采取恰当有效的分类治疗手段。

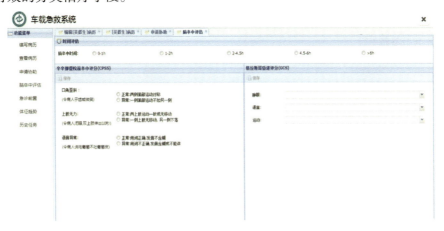

图 9-11　脑卒中评估

9.2.7　院前病历（图 9-12）

记录患者在院前的生命体征及急救过程中的医嘱信息、护理措施等诊疗措施，为院前院内交接提供电子化支持。

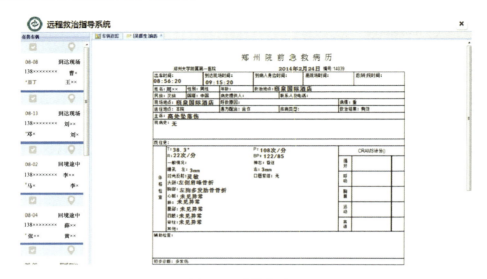

图 9-12　院前病历

9.3　远程指导（图 9-13）

各专科专家在急救中心通过音视频系统了解患者情况，结合院前急救医生的诊查，对患者进行预诊，制定最佳治疗方案，为患者赢得宝贵救治时间。

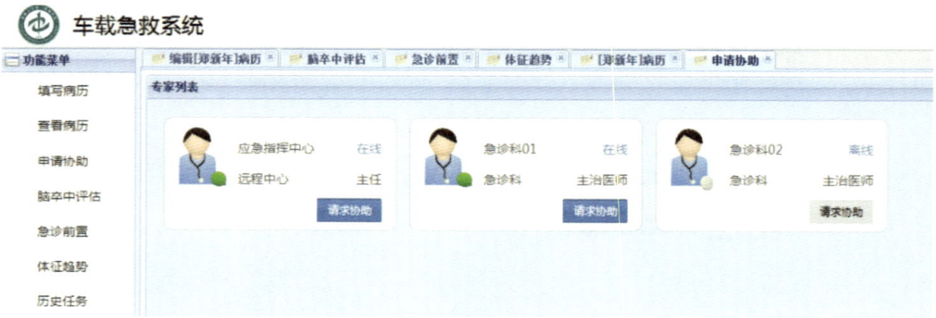

图 9-13　远程指导

9.3.1 急诊检查资源预约（图 9-14）

对于需要在院内做检查检验（创伤中腹部伤需要做 B 超、CT、X 线检查等）的患者，急救医生可以在运送途中为该患者车载系统内挂号录入检查检验电子申请单，并在急救中心显示，起到资源预约的作用。

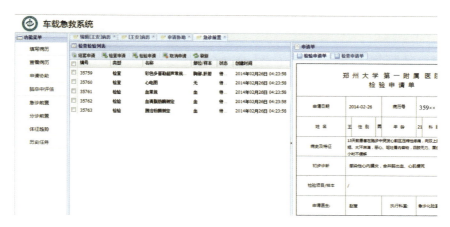

图 9-14　急诊检查资源预约

9.3.2 公告大屏（图 9-15）

能够将急救车状态信息、急救患者信息、入院将做的检查检验预约信息等集成到同一界面显示，实现院内人员实时掌握院前急救情况，充分做好急救准备的目标。

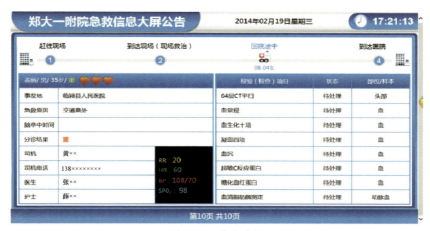

图 9-15　公告大屏

9.4　移动转诊 ICU

9.4.1　诊疗信息提取

系统实现与转诊平台信息对接，能够在转诊系统读取到患者的诊疗信息，为转诊过程提供患者基本信息。

9.4.2　转诊任务分配（图 9-16）

能够对转诊任务进行资源分配，可自行选择相应设备和相应人员（包括司机、担架工、医生、护士、监护设备等）。

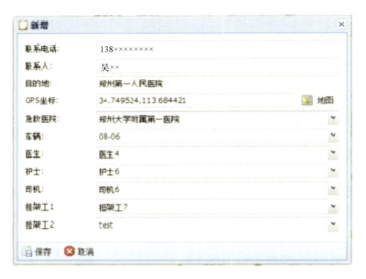

图 9-16　转诊任务分配

9.4.3　病历医嘱管理（图 9-17）

系统支持在转运过程中进行病历医嘱管理。可实现转诊病历的录入及病历导航功能，分模块快速录入病人病历，通过自定义的病历模板快速录入病人病历。同时可实现医嘱录入功能，在转运过程中记录车载医嘱使用情况。

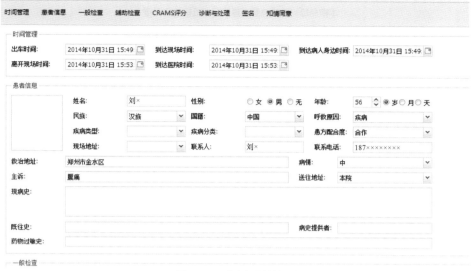

图 9-17　病历医嘱管理

9.4.4　护理记录（图 9-18）

系统支持护理过程的快速记录功能。通过与监护设备的硬件集成，系统自动提取监护设备上的体征信息，保存到数据库。能够对转诊期间的护理措施进行记录，如医嘱执行的记录等。系统同时提供护理措施模板功能，提供自定义护理模板，供医护人员快速录入病历。记录完成后系统自动生成患者转诊期间的护理记录单。

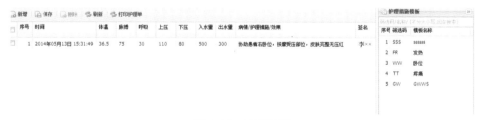

图 9-18　护理记录

9.4.5　转运交接单（图 9-19）

系统可实现规范化的转运交接单，交接单详细记录需要转运的病人的派送人、转运医院、转运时间等信息，可进行打印并存入数据库供以后调阅与查询。

郑大一附院急诊医学部

本院急诊与院前急救及基层医疗机构信息对接本

来电时间：	2013年8月12日 13:11	来电单位：	临颍县人民医院
神志：	清醒	现所在医院：	临颍县人民医院
求救人：	李×	联系电话：	137××××××××
派诊人：	吴××	收费：	有
出诊时间：	2013年8月12日 15:31	回院时间：	2012年12月12日 19:21
司机：	张××	医生：	孙××
护士：	武××		

图 9-19　转运交接单

9.4.6　车载监护（图 9-20）

实时查看患者监护仪动态信息，体征信息自动从监护仪采集并记录在体征趋势图。通过监护的基本信息急救医护人员可对患者实施对应的救治措施。

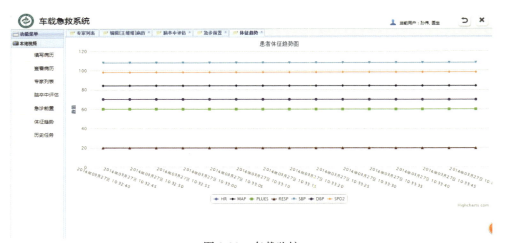

图 9-20　车载监护

9.5　应急指挥

9.5.1　超媒体电子病历（图 9-21）

车载系统采集的音视频、波形、病历信息通过无线网络传输至医院指挥中心。在医院内部可远程查看急救车现场视频图像、病历、心电图、监护波形等信息，进行音视频交互，即使专家在外地开会，也可以利用移动终端进行远程指导，对重大车祸现场或病人转运途中进行抢救指导。急救会诊室提供远程查看救护车内患者监护信息，专家在患者到达前可提前准备相关的急救方案。

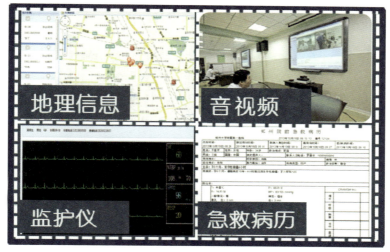

图 9-21　超媒体电子病历

显示内容包括患者病历、生命体征波形、诊断前置项目、GPS 定位、急救资源整体使用情况、抢救进度及音视频交流等。

9.5.2　地图定位显示（图 9-22）

通过车载 GPS，系统支持急救车的定位跟踪功能，可在地图上实时显示急救任务标记，并可以显示急救车行驶的轨迹、速度等相关信息，为指挥中心调度急救车提供依据。

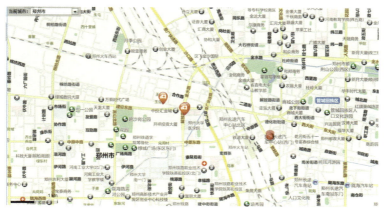

图 9-22　地图定位显示

9.5.3　音视频显示（图 9-23）

指挥中心可利用画中画同时看到急救车内图像和院内指挥中心图像，也可只显示急救车内图像，实现院前院内即时交流、远程救治等。

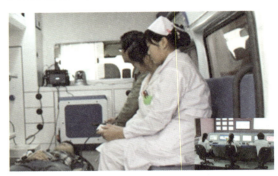

图 9-23　音视频显示

9.5.4　生命体征波形（图 9-24）、急救病历显示

系统实时显示急救患者的生命体征波形和急救患者的院前急救病历，作为院内人员远程救治指导、准备急救资源的依据。

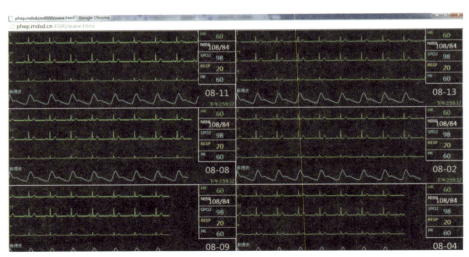

图 9-24　生命体征波形

9.5.5　多方会诊（图 9-25）

针对某一病情需要多方会诊时，系统可提供远程多方会诊功能。需要会诊的

医护人员向在线的会诊专家提出远程会诊申请，会诊专家可通过远程会诊室的会诊终端参与，同时也可通过移动终端参与会诊，真正实现随时随地参与会诊。会诊时不仅可以观看到相关会诊人员的音视频信息，同时还可实时观看患者病历、生命体征数据等，为多方会诊提供依据。

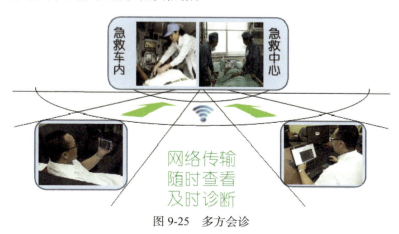

图 9-25　多方会诊

9.6　统计分析（图 9-26）

统计各种急救病人的各项关键指标与数据，并根据数据与设定规则进行有效分析与统计，提高救治成功率。同时，救治结果统计、出车统计等信息也可作为专科建设决策的数据依据。亦可以统计相关急救的处置情况，进行科学研究等。

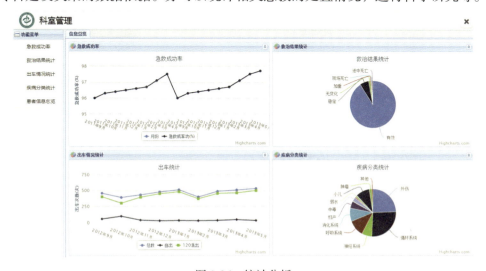

图 9-26　统计分析

9.7 系统软硬件环境支持方案

9.7.1 相关软件环境

服务器：

➤ Windows 2003 Server 或其以上版本

➤ Web 服务器：IIS6+

.Net Framework 4.0+：

➤ 数据库 Oracle10g 或其以上版本

终端 PC：

➤ Windows 7 简体中文版

➤ 浏览器：Chrome v30

➤ .Net 框架：Framework 4.0+

9.7.2 相关硬件环境

根据系统功能需求，本系统需要的硬件环境如图 9-27 所示。

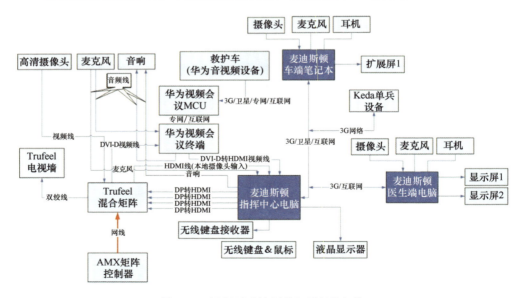

图 9-27 视频子系统硬件部署整体架构

为了充分利用已经投入的视频会议软硬件资源，以及实现视频子系统功能的扩展延伸，需要解决和实现与医院现有视频会议系统的互联互通。其方案如图9-28所示。

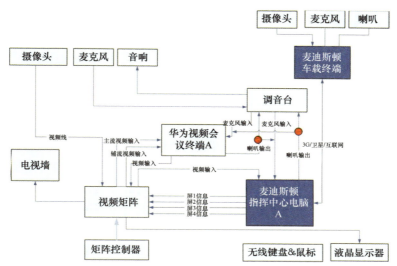

图 9-28　视频子系统与现有视频会议系统对接接线图

服务器与客户端的电脑硬件配置最低要求：

➤ 1GHz32 位或 64 位处理器

➤ 1GB内存（基于 32 位）或 2GB 内存（基于 64 位）

➤ 16GB可用硬盘空间（基于 32 位）或 20GB 可用硬盘空间（基于 64 位）

➤ 网卡 2 张

第10章
研 究 总 结

建立可以应对突发公共卫生事件的应急指挥系统，通过加强院前急救体系建设，不断满足城乡居民日益增长的院前急救医疗服务需求，及时有效地应对可能出现的各类重大突发公共事件，保障各项大型活动的开展，切实提升应急救治保障能力，构筑保护人民群众身体健康和生命安全的有效屏障。院前急救的相关资源应急调度体系（车辆、站点、人员等）达到国家标准，形成布局合理、装备精良、反应快捷、服务良好、覆盖城乡，并与各级医疗机构紧密结合、可持续发展的基本现代化院前急救医疗服务体系。通过加强队伍建设、增强院前急救的信息化建设，使院前急救服务能力进一步提升，完成从单纯转运型向先救治、后转运的救治型院前急救的转变，提高院前急救医疗服务的水平和能力。

第一，对突发公共卫生事件急救一体化的理论进行了研究。研究了人类历史上发生的重大突发公共卫生事件及其影响，考察并解析了国内外突发公共卫生事件应急管理现状，阐述了开发突发公共卫生事件急救一体化系统的实践、理论意义，并分析了突发公共卫生事件的内涵及突发公共卫生事应急系统的构成。

第二，对突发公共卫生事件急救一体化系统中的理论基础进行了归纳总结，明确了突发事件与公共卫生的内涵，阐明了突发公共卫生事件的概念、分类、分级标准、特征、危害，阐释了突发公共卫生事件的相关理论。

第三，研究了突发公共卫生事件指挥与救治的内涵与基本要求。详细表达了突发公共卫生事件指挥与救治的定义、内涵、特征、基本要求，以及突发公共卫生事件指挥与救治的基本原则。分析了国外典型的突发公共卫生事件指挥与救治模式及经验，归纳分析了我国突发公共卫生事件的应急管理模式。

第四，构建了突发公共卫生事件数字化指挥与救治模式。分析了我国突发公共卫生事件应急处理存在的问题，如运行机制不健全、思想意识落后、社会动员能力不足、财力不足等问题。分析了我国公共卫生事件面临的形势，引出突发公共卫生事件数字化急救目标。从表述数字化指挥与救治的内涵与创新开始，提出了突发公共卫生事件数字化指挥与救治系统的建设目标与原则。

第五，研究了数字化指挥与救治平台系统的功能。从数字化指挥与救治平台构成的架构、应急指挥平台功能、应急救治平台功能、应急医疗救治指挥保障平台功能、专业服务平台功能、基础信息应用平台功能、应急联动指挥接口等多个层面研究了数字化指挥与救治平台系统的功能。

第六，探讨了河南省突发公共卫生事件数字化指挥与救治平台的构建实践。从平台建设的背景分析入手，描述了河南省医疗信息化的基础条件，以及郑州大学第一附属医院医疗信息化基础。详细分析了河南省突发公共卫生事件数字化指挥与救治平台的项目建设原则、目标及项目主要功能、开发环境。介绍了项目的完整开发流程。

第七，按照软件工程流程，详细展开河南省突发公共卫生事件数字化指挥与救治平台的需求分析、系统设计、实现、界面展示。分析了系统的功能需求、各模块功能需求，提出了系统在可扩展性、兼容性、安全性、可靠性等方面的性能需求，描述了系统的总体架构图、类图、时序图、数据库设计等系统设计概要，以及系统任务、病历、WebSocket 服务器等系统实现的技术关键。

通过深入研究基于远程医疗平台的突发公共卫生事件急救一体化系统构建的关键技术，实现了国内急救系统开发和应用领域领先技术的改造和集成，最终形成了集现代通讯技术、音视频技术、远程医疗技术、现代急救与临床救治技术于一体，由通讯子系统、急救信息子系统、GPS 卫星定位子系统、数字化指挥车、数字化手术车、大屏显示与指挥子系统、数据管理子系统等构成的综合服务系统。

参 考 文 献

艾凤灵 . 2011. 我国突发公共事件管理机制的研究 . 新疆大学, 3

边巍 . 2006. 探讨提高医院应对突发公共卫生事件的能力 . 白求恩军医学院学报, 4（1）：44

陈福今 . 2006. 公共危机管理 . 北京：党建读物出版社

陈坤 . 2007. 公共卫生安全 . 杭州：浙江大学出版社, 47

陈伟基, 黄骏, 麦国永, 等 . 2010. 卫生监督人员应对突发公共卫生事件能力探讨 . 中国卫生监督杂志, （4）：
    377-379

董世存, 宋宏彬, 黄留玉 . 2008. 传染病疫情现场应急处置中现代信息技术的应用 . 预防医学情报杂志, 24
    （8）：639-641

冯凯, 徐志胜, 冯春莹, 等 . 2005. 城市公共安全规划与灾害应急管理的集成研究 . 自然灾害学报, 14：
    85-89

伏军贤 . 2005. 综合医院应对危机和突发公共卫生事件的探讨 . 中国医院管理, 25（12）：43-45

郭太生 . 2010. 重点单位突发事件应急能力评价指标体系研究 . 中国人民公安大学学报, （3）：80-88

郭新彪, 刘君卓 . 2005. 突发公共卫生事件应急指引 . 北京：化学工业出版社, 1

郭研实 . 2005. 国家公务员应对突发事件能力 . 北京：中国社会科学出版社, 1

胡鞍钢 . 2003. 透视 SARS：健康与发展 . 北京：清华大学出版社, 12

胡学锋, 吴海磊, 漆少廷, 等 . 2012. 症状监测预警指标体系概述 . 中国国境卫生检疫杂志, 35（3）：
    212-216

黄利群, 焦亮, 谭爱军, 等 . 2012. 珠海市学校传染病症状监测系统建立和分析 . 实用预防医学, 19（7）：
    973-976

霍雅琴 . 2004. 政府对公共卫生的危机管理 . 西北大学, 29-35

姜晓梅 . 2005. 医院在突发公共卫生事件中的地位与对策 . 中国医院管理, 25（9）：36

景东升, 毕思文 . 2003. 基于 GIS 的公共卫生事件应急信息系统平台 . 中国医学影像技术, 19（204）：
    111-115

李包罗 . 2003. 医院信息系统与突发公共卫生事件 . 中国医院, 7（3）：22-24

李恒凯, 王秀丽 . 2007. 基于 GIS 的传染病监控管理系统开发 . 软件导刊, 12：97-98

李琦, 刘纯波 . 2003. 数字城市若干理论问题探讨 . 地理与地理信息科学, 19（1）：18-22

李苏鸣 . 2006. 军事语言研究 . 北京：人民武警出版社, 65

李燕婷, 任宏, 袁政安, 等 . 2006. GIS 技术在传染病现场调查分析中的应用 . 上海疾病预防控制中心

凌学武 . 2010. 三维立体的政府应急管理能力评估指标体系研究闭 . 武汉理工大学学报, 23（3）：303-307

刘成谦 . 2003. 做好突发公共卫生事件综合评估的探讨 . 预防医学情报杂志, （4）：347-349

刘功智, 刘铁民, 钟茂华 . 2003. 基于 Petri 网的城市突发事件应急联动救援系统分析 . 中国安全科学学报,
    11

刘军秀, 张慧, 胡国清, 等 . 2008. 卫生机构应对突发公共卫生事件能力评价方法研究进展 . 中国预防医学

杂志，（7）：692-694

路超，田考聪．2007. 地理信息系统（GIS）在疾病预警控制中的应用．现代预防医学，34（22）：4265-4267

罗伯特·希斯著，危机管理．王成等译．2001. 北京：中信出版社，2

马家奇，周脉耕，李言飞，等．2009. 汶川地震灾区应急手机疫情报告系统的研发与应用．中国循证医学杂志，9（6）：614-619

马颖，胡志．2006. 突发公共卫生事件的危机管理．中国社会医学杂志，23（2）：77-80

聂敏，裴昌幸，李建东．2003. 基于移动通信网的 SARS 疫情信息快速采集系统及方法．西安电子科技大学

彭友杏．2012. 医院信息系统在传染病疫情报告中的应用效果．公共卫生与预防医学，23（6）：78

秦启文．2004. 突发事件的管理与应对．北京：新华出版社，5

任宏，袁政安，王晔，等．2011. 智能手机信息采集技术在现场流行病学调查中的应用．上海预防医学杂志，23（1）：4-6

申锦玉，荣飚，张怡盾，等．2010. 厦门市疾控机构对突发公共卫生事件应急能力调查．中国公共卫生管理，（3）：240-242

宋英华．2009. 突发事件应急管理导论．北京：中国经济出版社

孙多勇．2004. 危机管理的理论发展与现实问题．江西社会科学，4（140）

孙海龙，李森林，柏立嘉，等．2008. 北京市卫生学流行病学信息系统的建立．预防医学论坛，14（3）：215-217

唐继海．2011. 地理信息系统技术在疾病预防控制中的应用．安徽预防医学杂志，17（2）：113-116

唐雪峰，金连梅，何凡，等．2010. "5.12"汶川特大地震后手机报告症状监测实践．预防医学情报杂志，26（10）：827-829

田依林．城市突发公共事件综合应急能力评价研究．武汉：武汉理工大学，200

童建．2005. 突发事件公共卫生学．苏州：苏州大学出版社，2-3

万明国，王成昌．2009. 突发公共卫生事件应急管理．北京：中国经济出版社，56-62

王宏伟．2010. 突发事件应急管理基础．北京：中国石化出版社，13

吴雄杰，王赤才，陈文亮，等．2006. 突发公共卫生事件军队卫勤应急反应能力要素构成指标体系的探讨．军事医学科学院刊，（5）：457-460

吴宜蓁．2002. 危机传播：公共关系与语义观点的理论与实证．台北：五南图书出版，24

肖刚．2011. 基于 Google 平台的传染病监测预警 GIS 系统．电子科技大学

谢学勤．2011. 地理信息系统在传染病疫情分析中的应用．医学信息学杂志，32（2）：7-11

徐枫，付人姣，袁家麟，等．2010. 社区医院突发公共卫生事件应对能力综合评价指标分析．中国初级卫生保健，（9）：19-20

薛澜，张强，钟开斌．2003. 危机管理．北京：清华大学出版社，41-45

薛澜，张强，钟开斌．2003. 危机管理：转型期中国面临的挑战．北京：清华大学出版社，26

杨长虹，许军红，刘伦浩，等．2009. 四川地震重灾区疾病监测报告手机应急系统应用．预防医学情报杂志，25（11）：956-960

杨冠琼．2003. 危机性事件的特征、类别与政府危机管理．新视野，（6）：44-46

杨静，赵红．2005. 应急管理中的突发事件分类分级研究．管理评论，4

余芳．2007. 基于地理信息系统的疾病监测与预警信息系统的研究和设计．现代预防医学，34（3）：535-536

袁政安，李燕婷，姜庆五，等．2002. 特大城市重大疫情地理信息系统的研究．上海疾病预防控制中心

曾光，黄建始．2010. 公共卫生的定义和宗旨．中华医学杂志，90（6）：367-370

张成福．2003. 公共危机管理：全面整合的模式与中国的战略选择．中国行政管理，（7）：6-11

张焕强 . 2003. 突发事件处理实例与技巧 . 北京：中国经济出版社，6

张议丹，郝艳华，吴群红，等 . 2009. 国内外突发公共卫生事件应急能力测评方法及应用现状研究 . 中国卫生事业管理，（4）：220-222

赵霖，冯振翼，安建民 . 2006. 美国突发公共卫生事件应急管理体系一瞥 . 华北煤炭医学院学报，（2）：253-255

赵小峰 . 2007. 自然灾害应急决策信息服务研究 . 北京：中国科学院遥感应用研究所

周红，艾太强 . 2011. 公共危机管理状态下地方政府公信力的重塑 . 西北师大学报（社会科学版），48（7）：107-110

左群，杨瑛 . 2005. 突发公共卫生事件防控与救助 . 北京：人民军医出版社，3-4

Bamhart PA. 1997. The Guide to National Professional Certi. Cation Programs, 2nd Edition. HRD Press Inc, Amherst

Brennan Day, Ruth Burnie M Kay, Mihael Ishman, et al. 2004. "It will happen again" what SARS taught businesses about crisis management.Management Decision, （7）：822-836

Cameron R. 1999. Protecting your business：from emergency planning to crissis management . Journal of Hazardous Materials, 65（12）：131-149

Coady. 2004. Terrorism, morality and supreme emergency.Ethics, （114）：24-25

Chib A . 2010. The Aceh Besar midwives with mobile phones project：design and evaluation perspectives using the information andcommunication technologies for healthcare development model. JCMC 15, 500-525

David A. 2007. Mcentire.Disaster Response and Recovery：strategies and tactics for resilience. Join Wiley and Sonsm inc, 32

Donald A. Fishman. 1999. Crisis communication theory：blended and extended. Communication Quarterly, 47（4）：374-378

Fidler DP, Gostin LO. 2006. The new international health regulations：an historic development for international law and public health. J Law Med Ethics, 34：85-94

Freifeld CC, Mandl KD, Reis BY, et al. 2008. HealthMap：Global infectious disease monitoring through automated classificationand visualization of internet media reports. J Am Med Inform Assoc, 15：150-157

George Haddow, Jane Bullock. 2006. Introduction to emergency management.Elsevier Inc, 2

Gow GA, Waidyanatha N, Mary V. 2009. Using mobile phones in a real-time biosurveillance program：lessons from the frontlines in SriLanka and India. IEEE P, 366-374

Green WG. 2000. A study of the core functions in emergency management as reflected in training requirements for professional certifi cation. Dissertation Com

Hartley DM, Nelson NP, Walters R, et al. 2010. Landscape of international event-based biosurveillance. Emerging Health Threats, 3（3）：e3

Hermann, Charles F.1972. International Crises：insight from behavioral research. New York：Free Press, 2

Hites LS, Lafreniere Am, Anderson A, et al. 2007. Expanding the public health emergency preparedness competency set to meet specialized local and evolving national needs.J Public Health Manag Pract, 5：497-505

Ian I. Mitroff. 2001. Managing cisis before happened.New York：Ameirica Management Association, 1

John S, Michelle H. 2003. Crisis planning in small businesses：importance, impetus and indifference . European Management Journal, 21（3）：398-407

Keith Michael Hearit, Jeffrey. 2003. L Counrtright.A soialonstru tionist approah To Crisis Management：

Allegations of sudden.Communiation Studies, （54）: 118

Krause G, Altmann D, Faensen D, et al. 2007. SurvNet electronic surveillance system for infectious disease outbreaks, Germany. Emerg Infect Dis, 13（10）: 1548-1555

Madoff LC. 2004. ProMED-mail: an early warning system for emerging diseases. Clin Infect Dis, 39: 227-232

Mcloughlin D. 1985. A framework for integrated emergency management. Public Administration Review, 45: 165-172

Michael Bland. 1998. Communicating of a crisis.Macmillan Press Ltd, 1

Mykhalovskiy E, Weir L. 2006. The global public health intelligence network and early warning outbreak detection. Can J Public Health, 97: 42-44

Nelson C, Lurie N, Wasserman J, et al. 2007. Conceptualizing and defining public health emergency preparedness.Am J Public Health, 1: S9-11

Ober S, Graven G, Lic C&ops, et al. 2008. Public health emergency preparedness policy update.J Infus Nurs, 5: 265-266

Robertson C, Sawford K, Daniel SLA, et al. 2010. Mobile phone-based infectious disease surveillance system, Sri Lanka. EmergInfect Dis, 16: 1524-1531

Rosenthal Uriel, Charles Michael. 1989. Coping with crises: the management of disasters riots and terrorism. Springfield: Charles C. Thomas, 1

Salvatore B, Harold P. 1995. Framework for analyzing the information monitoring and decision support system investment trade of dilemma: an application to crisis management. IEEE Transactions on Engineering Management, 42（4）: 352-359

Saul L, Darwin EQ, Jose AF, et.al. 2008. Use of Google Earth to strengthen public health capacity and facilitate management of vector-borne diseases in resourcepoor environments. Bulletin of the World Health Organization, 86（9）: 718-725

Waugh WL. 1994. Regionalizing emergency management: counties as state and local government.Public Administration Review, 54（3）: 253-258

William L, Waugh, Jr. 2003. Terrorism, homeland security and the national emergency management network.Public Organization Review: A Global Journal, （3）: 373-385

Yu VL, Johnson LE, Reyes K, et al. 2009. Resources for infection prevention and control on the World Wide Web. Clin Infect Dis 48: 1585- 1595